《医学衷中参西录》遣方用药特色丛书

ZHANG XICHUN SHANGHAN JINGFANG FAHUI

张锡纯伤寒经方发挥

主　编　李成文

副主编　申旭辉　张　铭　栗连杰

编　委　王金淼　王旭晨　杜　鹃
　　　　石玲玲　宫祎润　许　迎
　　　　王月清

河南科学技术出版社

·郑州·

内容提要

本书将《医学衷中参西录》中张锡纯应用经方相关内容融为一体，重新建构，以方为纲，归类相从，按《伤寒论》方顺序排列，根据每方具体特点，相应分为组成、用法、主治、加减、鉴别、方论、临证应用、注意事项、医案等栏目，每个方后标明出处，便于查找原书。此举对于更好地学习和掌握张锡纯应用经方用药心法，提高临床疗效，具有重要的现实意义。本书适合经方研究者，中医临床医师及院校师生学习参考。

图书在版编目（CIP）数据

张锡纯伤寒经方发挥/李成文主编. —郑州：河南科学技术出版社，2024.1
ISBN 978-7-5725-1118-9

Ⅰ.①张… Ⅱ.①李… Ⅲ.①《伤寒论》-经方 Ⅳ.①R222.26

中国国家版本馆 CIP 数据核字（2023）第 170618 号

出版发行：河南科学技术出版社
北京名医世纪文化传媒有限公司
地址：北京市丰台区万丰路 316 号万开基地 B 座 115 室 邮编：100161
电话：010-63863186 010-63863168
策划编辑：邓 为 赵东升
责任编辑：赵东升 王明惠
责任审读：周晓洲
责任校对：龚利霞
封面设计：中文天地
版式设计：崔刚工作室
责任印制：程晋荣
印 刷：河南省环发印务有限公司
经 销：全国新华书店、医学书店、网店
开 本：850 mm×1168 mm 1/32 印张：8 字数：188 千字
版 次：2024 年 1 月第 1 版 2024 年 1 月第 1 次印刷
定 价：49.00 元

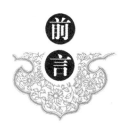

前言

　　张锡纯(1860－1933)，字寿甫，祖籍山东诸城，河北省盐山县人。清末民初著名医学家。1916 年在沈阳创办我国第一家中医医院——立达中医院。1930 年，在天津创办国医函授学校，培养了大量中医人才。张氏学验俱丰，从 1918－1933 年用 15 年时间，总结其学习、研究中医的心得体会与临床经验，分 8 期出版，后将其合纂为《医学衷中参西录》。内容包括医方、病证、药解、医论、医话随笔、其他六大部分，还有大量详细记录其临证精华的医案夹杂其中。该书重视理论，详述医案，活用经方，化裁古方，创制新方，擅长小方，重视大剂用药，喜用对药，一经问世，即洛阳纸贵，对后世产生了巨大的影响。

　　张锡纯中医基础理论功底深厚，通晓古今，精于临床，善用经方，化裁经方，或原方照搬，或通常达变，尤其是敢用峻剂，每每能斩关夺隘，起死回生。《医学衷中参西录》第七期为《伤寒论讲义》，其中张氏阐论经方 4 卷 51 篇，应用经方治疗内外妇儿五官等各科疾病。因此笔者在研习《医学衷中参西录》及编纂《张锡纯用小方》《张锡纯用黄芪》《张锡纯用山药》《张锡纯用山茱萸》《张锡纯用人参》《张锡纯用姜》《张锡纯用代赭石》《张锡纯用龙骨牡蛎》《张锡纯用石膏》《张锡纯用桂枝肉桂》《张锡纯用重剂医案》《中医学术流派医案·张锡纯医案》基础上，将分散于《医学衷中参西录》中所有经方相关内容合为一编,名为《张锡纯伤寒经方发挥》。重新建构,以方为纲,归类相从,按仲景书序兼顾临床排列,先论后案,不加妄评。根据每方特点,相应分为组成、用法、加减、鉴别、治疗/临证应用、注意事项、医案等。病证根据主症特征并参考相关标准规范及教科书确定。方后标明详细出处,便于查找原书。对于必须要说明的问题,采用加编者注的形式用括号标注。这对于更好地学习和掌握张锡纯应用经方用药心法,提高临床疗效,发扬光大中医学,具有重要的现实意义和深远的历史意义。

限于作者水平,不当之处敬请斧正。

河南中医药大学中医各家学说教研室原主任、博士生导师
中国中医药研究促进会各家学说与临床分会会长

李成文

2022 年 11 月 12 日

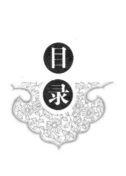

第一章　桂枝汤类方

一、桂 枝 汤

[组成]　桂枝_{去皮,三两}　芍药_{三两}　炙甘草_{二两}　生姜_{三两}　大枣_{擘,十二枚}

[用法]　上五味㕮咀,以水七升微火煮取三升,去滓,适寒温,服一升。须臾,啜热稀粥一升余,以助药力,温覆令一时许,遍体漐漐微似有汗者益佳,不可令如水流漓,病必不除。

若一服汗出病瘥_{愈也},停后服,不必尽剂;若不汗,更服,依前法。又不汗,后当小促其间,半日许令三服尽;若病重者,一日一夜服,周时观之。服一剂尽,病证犹在者,更作服。若汗不出者,乃服至二三剂。

古用桂枝,但取新生枝之嫩尖,折视之皮骨不分,若见有皮骨可分者,去之不用,非去枝上之皮也。(《医学衷中参西录·太阳病桂枝汤证》)

[主治]　太阳中风,阳浮而阴弱_{脉法关前为阳,关后为阴,其浮脉见于关前,弱脉见于关后,浮者着手即得,弱者不任重按},阳浮者热自发,阴弱者汗自出,啬啬恶寒_{单弱不胜寒之意},淅淅恶风_{为风所伤,恒畏风声之意},翕翕发热_{其热蕴而不散之意},鼻鸣干呕者,桂枝汤主之。(《医学衷中参西录·太阳病桂枝汤证》)

第一章　桂枝汤类方

一、桂 枝 汤

[组成]　桂枝去皮,三两　芍药三两　炙甘草二两　生姜三两　大枣擘,十二枚

[用法]　上五味㕮咀,以水七升微火煮取三升,去滓,适寒温,服一升。须臾,啜热稀粥一升余,以助药力,温覆令一时许,遍体漐漐微似有汗者益佳,不可令如水流漓,病必不除。

若一服汗出病瘥愈也,停后服,不必尽剂;若不汗,更服,依前法。又不汗,后当小促其间,半日许令三服尽;若病重者,一日一夜服,周时观之。服一剂尽,病证犹在者,更作服。若汗不出者,乃服至二三剂。

古用桂枝,但取新生枝之嫩尖,折视之皮骨不分,若见有皮骨可分者,去之不用,非去枝上之皮也。(《医学衷中参西录·太阳病桂枝汤证》)

[主治]　太阳中风,阳浮而阴弱脉法关前为阳,关后为阴,其浮脉见于关前,弱脉见于关后,浮者着手即得,弱者不任重按,阳浮者热自发,阴弱者汗自出,啬啬恶寒单弱不胜寒之意,淅淅恶风为风所伤,恒畏风声之意,翕翕发热其热蕴而不散之意,鼻鸣干呕者,桂枝汤主之。

(《医学衷中参西录·太阳病桂枝汤证》)

[病因病机] 或问:桂枝汤证,其原因既为大气虚损,宜其阳脉现微弱之象,何以其脉转阳浮而阴弱乎?答曰:人之一身,皆气之所撑悬也。此气在下焦为元气,在中焦为中气,在上焦为大气,区域虽分,而实一气贯注。故一身之中,无论何处气虚,脉之三部,皆现弱象。今其关前之脉因风而浮,转若不见其弱;而其关后之脉仍然微弱,故曰阳浮而阴弱也。如谓阴弱为下焦阴虚,则其脉宜兼数象。而愚生平所遇此等证,其脉多迟缓不及四至,其为气分虚损,而非阴分虚损可知。即所谓啬啬恶寒,淅淅恶风,翕翕发热,亦皆气分怯弱之形状也。后世谓:伤寒入足经,不入手经。治伤寒之方,亦但治足经,不治手经,其说诚非也。夫麻黄汤,兼治手太阴经,于前方后曾详论之。至桂枝汤,兼治手太阳经,唐容川论之甚详。其言曰:膀胱主气属卫分,小肠主火主血属营分。营生于心、藏于肝,而导之出者小肠也。心火生营血,循包络下入肝膈,散走连网而及小肠,通体全生于连网之上。小肠者心之腑,而连网者,肝膈相连者也。小肠宣心之阳,从连网肝膈之中,而外达腠理,又外达肌肉,是为营气与卫气合,以成其为太阳之功用。故邪在营分,用甘、枣补脾,从脾之膏油外达,以托肌肉之邪。用芍药行肝血,从肝膈连网而外达肌肉,以行营血之滞。用生姜宣三焦少阳之气,从连网达腠理,以散外邪。而尤重在桂枝一味,能宣心阳,从小肠连网,以达于外,使营血充于肌肉间,而邪不得留也。然则此方,正是和肌肉、治营血之方,正是小肠血分之方。盖膀胱属水,小肠属火,以火化水,而后成太阳之功用。若不知水火合化之理,则此方之根源不明也。按:连网即包连脏腑之网油脂膜,亦即三焦也。从前论三焦者,皆未能确指为何物,独容川所著《医经精义》论之甚详,能发前人所未发,其功伟矣。(《医学衷中参西录·治伤寒方·加味桂枝代粥汤》)

或问:桂枝汤提纲中原谓阴弱者汗自出,未尝言阳弱者汗自出也。夫关后为阴主血,关前为阳主气,桂枝汤证,其弱脉惟见于关后,至关前之脉则见有浮象,未见其弱,而先生竟谓桂枝汤证之出汗,实由于胸中大气之弱,不显与提纲中之言相背乎?答曰:凡受风之脉多见于关前,提纲中所谓阳浮者,其关前之脉因受风而浮也,所谓阴弱者,知其未病之先其脉原弱,至病后而仍不改其弱也。由斯而论,其未病之先,不但关后之脉弱,即关前之脉亦弱,既病之后,其关前脉之弱者转为浮脉所掩,而不见其弱耳。然其脉虽浮,必不任重按,是浮中仍有弱也,特古人立言尚简,未尝细细明言耳。孟子谓:"读古人之书,不过文害辞,不以辞害志,以意逆志,是为得之。"至吾人之读古代医书,亦当遵斯道也。(《医学衷中参西录·太阳病桂枝汤证》)

[加减] 脉浮者,乃太阴之病机外越,原可因其势而导之,故可服桂枝汤以发其汗也。若其脉之浮而有力者,宜将桂枝减半用钱半,加连翘三钱,盖凡脉有浮热之象者,过用桂枝,恒有失血之虞,而连翘之性凉而宣散,凡遇脉象之浮而有力者,恒得之即可出汗,故减桂枝之半而加之以发汗也。恐其汗不出者,服药后亦可啜粥,若间有太阴腹满之本病者,可加生莱菔子三钱。盖莱菔子生用,其辛辣之味不但可以消胀满,又可助连翘发汗也。(《医学衷中参西录·太阴病桂枝汤证》)

是以愚用桂枝汤时,恒加黄芪以补其胸中大气,加薄荷以助其速于出汗,不至若方后所云,恒服药多次始汗也。又宜加天花粉助芍药以退热但用芍药退热之力恒不足,即以防黄芪服后能助热也黄芪、天花粉等分并用,其凉热之力相敌,若兼用之助芍药清热,分量又宜多用。若遇干呕过甚者,又宜加半夏以治其呕,惟此时药房所鬻之半夏,多制以矾虽清半夏亦有矾,若用以止呕,必须用微温之水淘净

矾味,用之方效。(《医学衷中参西录·太阳病桂枝汤证》)

[**方论**] 桂枝汤为治伤风有汗之方。释者谓风伤营则有汗,又或谓营分虚损即与外邪相感召。斯说也,愚尝疑之。人之营卫,皆为周身之外廓。卫譬则郭也,营譬则城也,有卫以为营之外围,外感之邪,何能越卫而伤营乎? 盖人之胸中大气,息息与卫气相关,大气充满于胸中,则饶有吸力,将卫气吸紧,以密护于周身,捍御外感,使不得着体,即或着体,亦止中于卫,而不中于营,此理固显然也。有时胸中大气虚损,不能吸摄卫气,卫气散漫,不能捍御外邪,则外邪之来,直可透卫而入营矣。且愚临证实验以来,凡胸中大气虚损,或更下陷者,其人恒大汗淋漓,拙拟升陷汤在第四卷下,载有数案,可参观也。是知凡桂枝汤证,皆因大气虚损,其汗先有外越之机,而外邪之来,又乘卫气之虚,直透营分,扰其营中津液,外泄而为汗也。究之,风寒原不相离,即系伤风,其中原挟有寒气,若但中于卫则亦能闭汗矣。故所用桂枝汤中,不但以祛风为务,而兼有散寒之功也。(《医学衷中参西录·治伤寒方·加味桂枝代粥汤》)

桂枝非发汗之品,亦非止汗之品,其宣通表散之力,旋转于表里之间,能和营卫,暖肌肉,活血脉,俾风寒自解,麻痹自开,因其味辛而且甘,辛者能散,甘者能补,其功用在于半散半补之间也。故服桂枝汤欲得汗者,必啜热粥,其不能发汗可知;若阳强阴虚者,误服之则汗即脱出,其不能止汗可知。

按:《伤寒论》用桂枝,皆注明去皮,非去枝上之皮也。古人用桂枝,惟取当年新生嫩枝,折视之内外如一,皮骨不分,若见有皮骨可以辨者去之不用,故曰去皮,陈修园之侄鸣岐曾详论之。(《医学衷中参西录·桂枝解》)

陈古愚曰:桂枝辛温,阳也,芍药苦平,阴也。桂枝又得生姜之辛,同气相求,可恃之调周身之阳气。芍药而得大枣、甘草之甘苦化合,可恃之以滋周身之阴液。既取大补阴阳之品,养其汗源,为胜邪之本,又啜粥以助之,取水谷之津以为汗,汗后毫不受伤,所谓立身于不败之地,以图万全也。

按:此解甚超妙,而于啜粥之精义,犹欠发挥。如谓取水谷之津,以为汗,而人无伤损,他发汗药何以皆不啜粥?盖桂枝汤所主之证,乃外感兼虚之证,所虚者何,胸中大气是也。《内经》曰:谷始入于胃,其精微者,先出于胃之两焦,以溉五脏,而其大气之抟而不行者,积于胸中,命曰气海。由斯观之,大气虽本于先天,实赖后天水谷之气培养而成。桂枝汤证,既因大气虚损,致卫气漫散,邪得越卫而侵营,故于服药之后,即啜热粥,能补助胸中大气以胜邪,兼能宣通姜、桂以逐邪,此诚战则必胜之良方也。乃后世医者忽不加察,虽用其方,多不啜粥,致令服后无效,病转深陷,故王清任《医林改错》深诋桂枝汤无用,非无用也,不啜粥故也。是以愚用此方时,加黄芪升补大气,以代粥补益之力,防风宣通营卫,以代粥发表之力,服后啜粥固佳,即不啜粥,亦可奏效。而又恐黄芪温补之性,服后易至生热,故又加知母以预为之防也。(《医学衷中参西录·治伤寒方·加味桂枝代粥汤》)

愚治桂枝汤证,又有屡用屡效之便方,较用桂枝汤殊为省事,方用生怀山药细末两半或一两,凉水调和煮成稀粥一碗,加白糖令适口,以之送服西药阿司匹林一瓦合中量二分六里四毫,得汗即愈。

山药富有蛋白质,人皆知其为补肾润肺之品,而实具有人参性质,能培养全身气化,兼能固摄全身气化,服之能补助胸中大气,使卫气外护之力顿强。阿司匹林之原质,存于杨柳皮液中,而少加硫酸制之,为洞悉其原质及制法,故敢与中药并用。杨柳皮中之津液其性原清凉,且有以皮达皮之用,又少制以硫酸则其透表之力最速,少少用之即可发出周身凉汗,而外感之风热可因之而顿解矣。

男荫潮按:有服阿司匹林不能得汗者,必其人素有蕴寒,其脉之迟,阿司匹林之性原凉,故服之不能得汗,若煎生姜汤送服,其内蕴之寒得姜之辛温透表,与阿司匹林相济,必能得汗,屡用屡效,故附录之。

桂枝汤证之出汗,不过间有出汗之时,非时时皆出汗也,故必用药再发其汗,始能将外感之风邪逐出。然风邪去后,又虑其自汗之病不愈,故方中山药与阿司匹林并用,一发汗、一止汗也。至于发汗与止汗之药并用而药力两不相妨者,此中原有深义。盖药性之入人脏腑,其流行之迟速原迥异,阿司匹林之性其发汗最速,而山药止汗之力则奏效稍迟,是以二药虽一时并用,而其药力之行则一先一后,分毫不相妨碍也。(《医学衷中参西录·太阳病桂枝汤证》)

[禁忌] 禁生冷、黏滑、肉面、五辛、酒酪、臭恶等物。(《医学衷中参西录·太阳病桂枝汤证》)

[医案]

1. 温病

案1 一人年四十余。素吸鸦片,于仲冬得伤寒,二三日间,烦躁无汗。原是大青龙汤证,因误服桂枝汤,烦躁益甚。迎愚诊视,其脉关前洪滑,两尺无力。为开仙露汤(生石膏三两、玄参一两、连翘三钱、粳米五钱。编者注),因其尺弱,嘱其徐徐饮下,一次只饮药一口,防其寒凉侵下焦也。病家忽愚所嘱,竟顿饮之,遂致滑泻数次,多带冷沫。上焦益觉烦躁,鼻如烟熏,面如火炙。其关前脉,大于前一倍,又数至七至。知其已成戴阳之证,急用人参一两,煎好兑童便半茶盅,将药碗置凉水盆中,候冷顿饮之。又急用玄参、生地、知母各一两,煎汤一大碗,候用。自服参后,屡诊其脉,过半点钟,脉象渐渐收敛,至数似又加数。遂急将候用之药炖热,徐徐饮下,一次饮药一口,阅两点钟尽剂,周身微汗而愈。此因病家不听所嘱,致有如此之失,幸而救愈,然亦险矣。审是则凡药宜作数次服者,慎勿顿服也。盖愚自临证以来,无论内伤外感,凡遇险证,皆煎一大剂,分多次服下。此以小心行其放胆,乃万全之策,非孤注之一掷也。(《医学衷中参西录·治伤寒温病同用方·仙露汤》《医学衷中参西录·人参解》)

案2 友人毛仙阁夫人,年近七旬,于正月中旬,伤寒无汗。原是麻黄汤证,因误服桂枝汤,汗未得出,上焦陡觉烦热恶心,闻药气即呕吐,但饮石膏所煮清水及白开水亦呕吐。惟昼夜吞小冰块可以不吐,两日之间,吞冰若干,而烦热不减,其脉关前洪滑异常。俾用鲜梨片,蘸生石膏细末嚼咽之,遂受药不吐,服尽二两而病愈。(《医学衷中参西录·石膏解》《医学衷中参西录·治伤寒温病同用方》)

案3 一媪,年近七旬,伤寒。初得无汗,原是麻黄汤证。因误服桂枝汤,遂成白虎汤证。上焦烦热太甚,闻药气即呕吐。但饮所煎石膏清水,亦吐。俾用鲜梨片蘸生石膏细末,嚼咽之。药用石膏两半,阳明之大热遂消,而大便旬日未通,其下焦余热,仍无出路,欲用硝、黄降之,闻药气仍然呕吐。且其人素患痨嗽,身体羸弱,过用咸寒,尤其所忌。为制此方(硝菔通结汤:净朴硝四两、鲜莱菔五斤;将莱菔切片,同朴硝和水煮之。初次煮,用莱菔片一斤,水五斤,煮至莱菔烂熟捞出,再入莱菔一斤;如此煮五次,约得浓汁一大碗,顿服之。编者注),煎汁一大碗,仍然有朴硝余味,复用莱菔一个,切成细丝,同葱添油醋,和药汁调作羹。病人食之香美,并不知是药,大便得通而愈。(《医学衷中参西录·治燥结方》)

2. 肌肤麻痹

赵晴初曰:族侄柏堂,二十一岁时,酒后寐中受风,遍身肌肤麻痹,搔之不知疼痒,饮食如常。时淮阴吴鞠通适寓伊家,投以桂枝汤,桂枝五钱、白芍四钱、甘草三钱、生姜三片、大枣两枚,水三杯,煎二杯,先服一杯,得汗止后服,不汗再服。并嘱弗夜膳,临睡腹觉饥,服药一杯,须臾啜热稀粥一碗,覆被取汗。柏堂如其法,只一服,便由头面至足,遍身絷絷得微汗,汗到处,以手搔之,辄知疼痒,次日病若失。观此医案,知欲用桂枝汤原方发汗者,必须啜粥,若不啜粥,即能发汗,恐亦无此功效。(《医学衷中参西录·治伤寒方·加味桂枝代粥汤》)

二、桂枝加葛根汤

[**组成**] 桂枝去皮,三两　芍药三两　甘草炙,二两　生姜切,三两　大枣擘,十二枚　葛根四两

[**用法**] 上六味,以水七升,纳诸药,煮取三升,去滓,温服一升,不须啜粥,余如桂枝汤法将息及禁忌。(《医学衷中参西录·太阳阳明合病桂枝加葛根汤证》)

[**主治**] 太阳病,项背强几几音殳,反汗出恶风者,桂枝加葛根汤主之。(《医学衷中参西录·太阳阳明合病桂枝加葛根汤证》)

[**方论**] 伤寒之传经,自太阳而阳明,然二经之病恒互相连带,不能划然分为两界也。是以太阳之病有兼阳明者,此乃太阳

入阳明之渐也,桂枝加葛根汤所主之病是也。(《医学衷中参西录·太阳阳明合病桂枝加葛根汤证》)

王和安曰:手阳明经,根于大肠出络胃,外出肩背合于督脉,其气由大肠胃外之油膜吸水所化,循本经上出肩背。葛根纯为膜丝管之组织,性善吸水,入土最深,能吸引土下黄泉之水,化气结脂,上升于长藤支络,最与阳明经性切合,气味轻清,尤善解热,故元人张元素谓为阳明仙药也。此方以桂枝汤治太阳中风之本病,加葛根以清解阳明经之兼病,使兼及阳明经之郁热化为清阳,仍以姜、桂之力引之,从太阳所司之营卫而出。至葛根之分量用之独重者,所以监制姜、桂之热不使为弊也。不须啜粥者,以葛根养液无须谷力之助。伤寒之病手经足经皆有,因手、足之经原相毗连不能为之分清,是以仲景著书,只浑言某经未尝确定其为手为足也。愚于第一课首节中,曾详论之。王氏注解此方,以手经立论,原《伤寒论》中当有之义,勿讶其为特创别说也。

张拱端曰:太阳之经连风府,上头项,挟脊,抵腰,至足,循身之背。本论论太阳经病约有三样,一头痛,二项强,三背几几。头、项、背三处,一脉相贯,故又有头项强痛,项背强几几之互词,以太阳之经脉,置行于背而上于头,故不限于一处。读者须知上节止言头痛,是经病之轻证,此节项背强几几,则经脉所受之邪较重。《内经》云:邪入于输,腰脊乃强。今邪入于太阳之经输,致使项背强几几。察其邪入之路,从风池而入,上不干于脑,而下干于背,故头不痛而项背强也。又据汗出恶风证,是邪不独入经输,且入肌肉,故用桂枝汤以解肌,加葛根以达经输,而疗项背几几之病也。

愚按:太阳主皮毛,阳明主肌肉,人身之筋络于肌肉之中,为其热在肌肉,筋被热铄有拘挛之意,有似短羽之鸟,伸颈难于飞举之状,故以几几者状之也。至葛根性善醒酒葛花尤良,古有葛花解醒汤,其凉而能散可知。且其能鼓胃中津液上潮以止消渴,若用以治阳明之病,是借阳明府中之气化,以逐阳明在经之邪也,是以其奏效自易也。(《医学衷中参西录·太阳阳明合病桂枝加葛根汤证》)

三、桂枝附子汤

[组成] 桂枝去皮,四两　附子炮、去皮、破八片,三枚　甘草炙,二两　生姜切,三两　大枣擘,十二枚

[主治] 伤寒八九日,风湿相搏,身体疼烦,不能自转侧,不呕不渴,脉浮虚而涩者,桂枝附子汤主之。

[方论] 陈修园曰:"附子主寒湿,诸家俱能解到,而仲景用之,则化而不可知之谓神。"(《医学衷中参西录·附子乌头天雄解》)

四、乌头桂枝汤

[组成] 乌头

[用法] 上一味,以蜜二斤,煎减半,去滓,以桂枝汤五合解之,得一升后,初服二合;不知,即取三合;又不知,复加至五合。其知者,如醉状,得吐者,为中病。

[主治] 寒疝腹中痛,逆冷,手足不仁,若身疼痛,灸、刺、诸药不能治,抵当乌头桂枝汤主之。

五、桂枝加黄芪汤

[组成] 桂枝、芍药各三两　甘草二两　生姜三两　大枣十二

枚 黄芪二两

[**主治**] 诸病黄家，但利其小便。假令脉浮，当以汗解之，宜桂枝加黄芪汤主之。

[**方论**] 肺司呼吸，人之所共知也。而谓肺之所以能呼吸者，实赖胸中大气，不惟不业医者不知，即医家知者亦鲜，并方书亦罕言及，所以愚初习医时，亦未知有此气。迨临证细心体验，始确知于肺气呼吸之外，别有气贮于胸中，以司肺脏之呼吸。而此气且能撑持全身，振作精神，以及心思脑力、官骸动作，莫不赖乎此气。此气一虚，呼吸即觉不利，而且肢体酸懒，精神昏愦，脑力心思为之顿减。若其气虚而且陷，或下陷过甚者，其人即呼吸顿停，昏然罔觉。愚既实验得胸中有此积气与全身有至切之关系，而尚不知此气当名为何气。涉猎方书，亦无从考证。惟《金匮》水气门，桂枝加黄芪汤下，有"大气一转，其气乃散"语之。后又见喻嘉言《医门法律》谓："五脏六腑，大经小络，昼夜循环不息，必赖胸中大气，斡旋其间"，始知胸中所积之气，当名为大气。因忆向读《内经》热论篇有"大气皆去病日已矣"之语，王氏注大气，为大邪之气也。若胸中之气，亦名为大气，仲景与喻氏果何所本？且二书中亦未尝言及下陷。于是复取《内经》，挨行逐句细细研究，乃知《内经》所谓大气，有指外感之气言者，有指胸中之气言者。且知《内经》之所谓宗气，亦即胸中之大气。并其下陷之说，《内经》亦尝言之。煌煌圣言，昭如日星，何数千年著述诸家，不为之大发明耶。（《医学衷中参西录·治大气下陷方·升陷汤》）

第二章 麻黄汤类方

一、麻 黄 汤

[组成]　麻黄三两　桂枝去皮,三两　甘草炙,一两　杏仁去皮尖,七十个

[用法]　上四味以水九升,先煮麻黄减二升,去上沫,纳诸药,煮取二升半,去滓,温服八合一升十合,覆取微似汗,不须啜粥,余如桂枝汤法将息。(《医学衷中参西录·太阳病麻黄汤证》)

钱天来曰:汉之一两为今之二钱七分。一升为今之二合半。程扶生曰:以古今量度及秬黍考之,以一千二百黍之重,实于黄钟之龠,得古之半两,今之三钱也。合两龠为合,得古之一两,今之六钱也。十铢为千黍之重,今之二钱半也。一铢为百黍之重,今之二分半也。陆九芝曰:伤寒方一两,准今之七分六厘。一升,准今之六勺七抄。若麻黄汤麻黄三两,准今之二钱三分,其三之一,应得七分强。承气汤大黄四两,准今之三钱,折半应得一钱五分。按:程氏之说,古方分量过重;陆氏之说,古方分量又过轻,惟钱氏之说,其轻重似适宜。陈修园则谓,用古不必泥于古,凡《伤寒》《金匮》古方中之一两,可折为今之三钱。(《医学衷中参西录·治伤寒方·麻黄加知母汤》)

至于麻黄当用之分量,又宜随地点而为之轻重。愚在籍时,

用麻黄发表至多不过四钱。后南游至汉皋,用麻黄不过二钱。迨戊午北至奉天,用麻黄发表恒有用至六钱始能出汗者。此宜分其地点之寒热,视其身体之强弱,尤宜论其人或在风尘劳苦,或在屋内营生,随地随人斟酌定其所用之多寡,临证自无差谬也。(《医学衷中参西录·论伤寒脉紧及用麻黄汤之变通法》)

[**主治**]《伤寒论》原文:太阳病,或已发热,或未发热,必恶寒,体痛,呕逆,脉阴阳俱紧者,名曰伤寒。又:太阳病头疼发热,身疼腰痛,骨节疼痛,恶风,无汗而喘者,麻黄汤主之。太阳病,脉浮紧,无汗,发热,身疼痛,八九日不解,表证仍在,此当发其汗,服药已,微除,其人发烦目瞑,剧者必衄,衄乃解,所以然者,阳气重故也,麻黄汤主之。

按:此证麻黄汤主之,谓用麻黄汤于未衄之前,当发其汗时也。然服麻黄汤后,至于发烦目瞑,剧者且衄,则其先早有伏热可知。设用麻黄汤时,去桂枝勿使动其血分,再加知母以清其伏热,其人不发烦目瞑,血即可以不衄,纵衄时不亦轻乎!且今日寒温诸证,恒有因衄血过剧而偾事者,又不可执定衄后即解也。(《医学衷中参西录·治伤寒方·小青龙汤解》)

《伤寒论》原文:太阳与阳明合病,喘而胸满者,不可下,宜麻黄汤主之。

按:太阳与阳明合病,是太阳表证未罢,而又兼阳明之热也。其喘者风寒由皮毛袭肺也。其胸满者胸中大气因营卫闭塞,不能宣通而生膜胀也;其言不可下者,因阳明仍连太阳,下之则成结胸,且其胸本发满,成结胸尤易,矧其阳明之热,仅在于经,亦断无可下之理,故谆谆以不可下示戒也。仍治以麻黄汤,是开其太阳而使阳明初生之热随汗而解也。(《医学衷中参西录·太阳病麻黄汤证》)

[加减]　麻黄汤证有兼咽喉疼者,宜将方中桂枝减半,加天花粉六钱、射干三钱,若其咽喉疼而且肿者,麻黄亦宜减半,去桂枝再加生蒲黄三钱以消其肿。然如此加减,凉药重而表药轻,若服后过点半钟不出汗时,亦服西药阿司匹林瓦许以助其汗,若服后汗仍不出时,宜阿司匹林接续再服,以汗出为目的,若能遍体皆微见汗,则咽喉之疼肿皆愈矣。

麻黄汤证,若遇其人素有肺劳病者,宜于原方中加生怀山药、天门冬各八钱。

麻黄汤证,若遇其人素有吐血病者,虽时已愈,仍宜去桂枝以防风二钱代之吐血之证最忌桂枝,再加生杭芍三钱,按古之一两约折为今之三钱,且将一次所煎之汤分作三剂,则一剂之中当有麻黄三钱,然又宜因时、因地、因人细为斟酌,不必定以三钱为准也。如温和之时,汗易出,少用麻黄即能出汗;严寒之时,汗难出,必多用麻黄始能出汗,此因时也。又如大江以南之人,其地气候温暖,人之生于其地者,其肌肤浅薄,麻黄至一钱即可出汗,故南方所出医书有用麻黄不过一钱之语;至黄河南北,用麻黄约可以三钱为率;至东三省人,因生长于严寒之地,其肌肤颇强厚,须于三钱之外再将麻黄加重始能得汗,此因地也。至于地无论南北,时无论寒燠,凡其人之劳碌于风尘,与长居屋中者,其肌肤之厚薄强弱原自不同,即其汗之易出不易出,或宜多用麻黄,或宜少用麻黄,原不一致,此因人也。用古人之方者,岂可胶柱鼓瑟哉!

麻黄汤原用解其外寒,服后遍体汗出,恶寒既愈,有其病从此遂愈者,间有从此仍不愈,后浸发热而转为阳明证者,其故何也?愚初为人诊病时,亦未解其故。后乃知服麻黄汤汗出后,其营卫内陷之热若还表随汗消散,则其病即愈。若其热不复还表而内陷益深,其热必将日增,此即太阳转阳明之病也。悟得此理后,再用麻黄汤时,必加知母数钱以解其内陷之热,主治伤寒无汗,服后未有不愈者矣医方篇中有麻黄加知母汤可参观。大青龙汤,治伤寒无汗烦躁。是胸中先有内热,无所发泄,遂郁而作烦躁,故于解表药中加石膏以清内热。然麻黄与石膏并用,间有不汗之时。若用麻黄加知母汤,将知母重加数钱,其寒润之性,能入肺中化合而为汗,随麻桂以达于外,而烦躁自除矣。上所论者,麻黄汤原宜加知母矣。而间有不宜加者,此又不得不斟酌也。(《医学衷中参西录·太阳病麻黄汤证》)

按:证兼阳明,而仍用麻黄汤主治,在古人禀赋敦厚,淡泊寡欲,服之可以有效。今人则禀赋薄弱,嗜好日多,强半阴亏,若遇此等证时,宜以薄荷代方中桂枝。若其热稍剧,而大便实者,又宜酌加生石膏宜生用不可煅用,理详白虎汤下数钱,方能有效。(《医学衷中参西录·太阳病麻黄汤证》)

东人三浦博士,用麻黄十瓦,煎成水一百瓦,为一日之量,分三次服下,治慢性肾炎小便不利及肾脏萎缩小便不利,用之有效有不效,以其证之凉热虚实不同,不知用他药佐之以尽麻黄之长也。试观《金匮》水气门越婢汤,麻黄辅以石膏,因其脉浮有热也脉浮故系有风,实亦有热,麻黄附子汤辅以附子,因其脉沉而寒也。通变化裁,息息与病机相符,是真善用麻黄者矣。(《医学衷中参西录·麻黄汤解》)

附:用麻黄汤之变通法

人之禀赋随天地之气化为转移,古今之气化或有不同,则今人与古人之禀赋,其强弱浓薄偏阴偏阳之际不无差池,是以古方用于今日,正不妨因时制宜而为之变通加减也。

愚弱冠后,初为人治病时,用麻黄汤原方以治伤寒,有效有不效。其不效者,服麻黄汤出汗后其病恒转入阳明,后乃悟今人禀赋多阴亏,后再用麻黄汤时,遂于方中加知母近时知母多伪,宜用天花粉代之数钱以滋阴退热,则用之皆效。

间有其人阳分虚者,又当于麻黄汤中加补气之药以助之出汗。(《医学衷中参西录·太阳病麻黄汤证》)

[病因病机] 伤寒者,伤于寒水之气也。在天有寒水之气,冬令之严寒是也。在人有寒水之经,足太阳膀胱之经是也。外感之来以类相从,故伤寒之证,先自背受之,背者足太阳所辖之部位也。是以其证初得,周身虽皆恶寒,而背之恶寒尤甚,周身虽皆觉疼,而背下连腿之疼痛尤甚。其脉阴阳俱紧者,诚以太阳为周身外卫之阳,陡为风寒所袭,逼其阳气内陷,与脉相并,其脉当有力,而作起伏迭涌之势。而寒气之缩力凡物之体热则涨,寒则缩,又将外卫之气缩紧,逼压脉道,使不得起伏成波澜,而惟现弦直有力之象。甚或因不能起伏,而至左右弹动。凡脉之紧者必有力。夫脉之跳动,心脏主之。而其跳动之有力,不但心主也;诸脏腑有热皆可助脉之跳动有力,营卫中有热亦可助脉之跳动有力。特是脉之有力者,恒若水之有浪,大有起伏之势,而紧脉虽有力,转若无所起伏。诚以严寒束其外表,其收缩之力能逼营卫之热内陷与脉相并,以助其有力;而其收缩之力又能遏抑脉之跳动,使无起伏。是紧脉之真相,原于平行中见其有力也。至于紧脉或左右弹者,亦蓄极而旁溢之象也。仲师治以麻黄汤,所以解外表所束之寒也。(《医学衷中参西录·治伤寒方·麻黄加知母汤》)

至麻黄汤证,全体作疼痛者,以筋骨不禁寒气之紧缩也铁条经严寒则缩短,寒气紧缩之力可知。其发热者,身中之元阳为寒气闭塞不能宣散而增热也。其无汗恶风者,汗为寒闭,内蕴之热原欲借汗透出,是以恶风也。其作喘者,因手太阴肺经与卫共主皮毛,寒气由皮毛入肺,闭其肺中气管,是以不纳气而作喘。然深究其作喘之由,犹不但此也,人之胸中亦太阳之部位也,其中间所积大气,原与外表之卫气息息相通,然大气即宗气,《内经·灵枢》《内径》中《灵枢》《素问》各自为书谓:宗气积于胸中,出于喉咙,以贯心脉而行呼吸。夫大气既能以贯心脉,是营血之中亦大气所流通也,伤寒之证,其营卫皆为外寒所束,则大气内郁必膨胀而上逆冲肺,此又喘之所由来也。(《医学衷中参西录·太阳病麻黄汤证》)

或问:喘为肺脏之病,太阳经于肺无涉,而其证多兼微喘者何也?答曰:胸中亦太阳部位,其中所积之大气,原与周身卫气息息相通。卫气既为寒气所束,则大气内郁,必膨胀而上逆冲肺,此喘之所由来也。又风寒袭于皮毛,必兼入手太阴肺经,挟痰涎凝郁肺窍,此又喘之所由来也。(《医学衷中参西录·治伤寒方·麻黄加知母汤》)

[方论] 《伤寒论》太阳篇中麻黄汤,原在桂枝汤后。而麻黄证多,桂枝证不过十中之一二;且病名伤寒,麻黄汤为治伤寒初得之主方,故先录之。(《医学衷中参西录·治伤寒方·麻黄加知母汤》)

《伤寒论》之开卷,谓伤风脉浮,伤寒脉紧。夫脉浮易辨矣,惟脉紧则殊难形容。论者多谓形如转索,而转索之形指下又如何摸寻也。盖此脉但凭空形容,学者卒无由会解,惟讲明其所以紧之理,自能由理想而得紧脉之实际矣。(《医学衷中参西录·论伤寒脉紧及用麻黄汤之变通法》)

太阳为周身之外廓,外廓者皮毛也,肺亦主之。风寒袭人,不但入太阳,必兼入手太阴肺经,恒有咳嗽微喘之证。麻黄兼入手太阴为逐寒搜风之要药，是以能发太阳之汗者，不仅麻黄，而《伤寒论》治太阳伤寒无汗，独用麻黄汤者，治足经而兼顾手经也。（《医学衷中参西录·麻黄汤解》）

脉象阴阳俱紧，实为伤寒之确征。然紧脉之状最难形容，惟深明其病理，自不难想象而得。脉生于心，心一动而外输其血，周身之脉即一动，动则如波浪之有起伏，以理言之，凡脉之力大者，其起伏之势自应愈大。至紧脉其跳动若有力而转若无所起伏，究其所以然之故，实因太阳为外卫之阳，因为寒所袭，逼之内陷与脉相并，则脉得太阳蕴蓄之热，原当起伏有力以成反应之势，而寒气紧缩之力，又复逼压其脉道使不能起伏，是以指下诊之似甚有力而竟直穿而过，且因其不得起伏，蓄极而有左右弹之势，此紧脉真象也。（《医学衷中参西录·太阳病麻黄汤证》）

或问：紧为受寒之脉，故《伤寒》麻黄汤证，其脉必紧。此证既为热药所伤，何以其右脉沉紧？答曰：脉沉紧者，其脉沉而有力也。夫有力当作洪象，此证因大气下陷，虽内有实热，不能鼓脉作起伏之势，故不为洪而为紧，且为沉紧也。其独见于右部者，以所服干姜之热，胃先受之也。（《医学衷中参西录·治大气下陷方·升陷汤》）

仲师治以麻黄汤，所以解外表所束之寒也。故方中用麻黄之性热中空者，直走太阳之经，外达皮毛，借汗解以祛外感之寒。桂枝之辛温微甘者，偕同甘草以温肌肉、实腠理，助麻黄托寒外出。杏仁之苦降者，入胸中以降逆定喘。原方止此四味，而愚为加知母者，诚以服此汤后，间有汗出不解者，非因汗出未透，实因余热未清也。佐以知母于发表之中，兼寓清热之意，自无汗后不解之虞。此乃屡经试验，而确知其然，非敢于经方轻为加减也。（《医学衷中参西录·治伤寒方·麻黄加知母汤》）

麻黄能兼入手太阴经,散其在经之风寒,更能直入肺中,以泻其郁满。所以能发太阳之汗者不仅麻黄,而仲景独取麻黄,为治足经之药,而手经亦兼顾无遗,此仲景制方之妙也。(《医学衷中参西录·治伤寒方·麻黄加知母汤》)

邹润安曰:麻黄之实,中黑外赤,其茎宛似脉络骨节,中央赤外黄白节上微有白皮,实者先天,茎者后天,先天者物之性,其义为由肾及心;后天者物之用,其义为由心及脾胃,由肾及心,所谓肾主五液入心为汗也,由心及脾胃,所以分布心阳,外至骨节肌肉皮毛,使其间留滞无不倾囊出也。故栽此物之地,冬不积雪,为其能伸阳气于至阴之中,不为盛寒所遏耳。

古方中有麻黄,皆先将麻黄煮数沸吹去浮沫,然后纳他药,盖以其所浮之沫发性过烈,去之所以使其性归和平也。

麻黄带节发汗之力稍弱,去节则发汗之力较强,今时用者大抵皆不去节,至其根则纯系止汗之品,本是一物,而其根茎之性若是迥殊,非经细心实验,何以知之。

陆九芝谓:麻黄用数分,即可发汗,此以治南方之人则可,非所论于北方也。盖南方气暖,其人肌肤薄弱,汗最易出,故南方有麻黄不过钱之语;北方若至塞外,气候寒冷,其人之肌肤强厚,若更为出外劳碌,不避风霜之人,又当严寒之候,恒用七八钱始能汗者。夫用药之道,贵因时、因地、因人,活泼斟酌以胜病为主,不可拘于成见也。(《医学衷中参西录·麻黄汤解》)

麻黄发汗力甚猛烈,先煮之去其浮沫,因其沫中含有发表之猛力,去之所以缓麻黄发表之性也。麻黄不但善于发汗,且善利小便,外感之在太阳者,间有由经入腑而留连不去者凡太阳病多日不解者,皆是由经入腑,以麻黄发其汗,则外感之在经者可解,以麻黄利其小便,则外感之由经入腑者,亦可分消也。且麻黄又兼入手太阴能泻肺定喘，俾外感之由皮毛窜入肺者肺主皮毛，亦清肃无遗。是以发太阳之汗者不但麻黄，而仲景定此方时独取麻黄也。桂枝味辛性温，亦具有发表之力，而其所发表者，惟在肌肉之间，故善托肌肉中之寒外出，且《本草》其谓主上气咳逆吐吸吸气甫入即吐出，是桂枝不但能佐麻黄发表，兼能佐麻黄入肺定喘也。杏仁味苦性温，《本经》亦谓其主咳逆上气，是亦能佐麻黄定喘可知，而其苦降之性又善通小便，能佐麻黄以除太阳病之留连于腑者，故又加之以为佐使也。至于甘草之甘缓，能缓麻黄发汗之猛烈，兼能解杏仁之小毒，即以填补甘草属土能填补出汗后之汗腺空虚也。药只四味，面面俱到，且又互相辅助，此诚非圣手莫办也。(《医学衷中参西录·太阳病麻黄汤证》)

[**禁忌**] 受业宝和按：阴亏则虚阳上浮，故桂枝之苦温者不宜，服之则转为汗后不解。(《医学衷中参西录·太阳病麻黄汤证》)

凡利小便之药，其中空者多兼能发汗，木通、萹蓄之类是也。发汗之药，其中空者多兼能利小便，麻黄、柴胡之类是也。伤寒太阳经病，恒兼入太阳之腑膀胱，致留连多日不解，麻黄治在经之邪，而在腑之邪亦兼能治之。盖在经之邪由汗而解，而在腑之邪亦可由小便而解，彼后世自作聪明，恒用他药以代麻黄者，于此义盖未之审也。(《医学衷中参西录·麻黄解》)

陆氏又谓，麻黄数分即可发汗，大黄一二钱即可降下燥结，此以治南方人犹可，若治北方人则不然。愚临证体验多年，麻黄必至二钱始能出汗，大黄必至三钱始能通结，然犹是富贵中，且不受劳碌之人。至其人劳碌不避寒暑，饮食不择精粗，身体强壮，或又当严寒之时，恒有用麻黄至七八钱始能汗者，若其大便燥结之甚，恒有用大黄至两余大便始能通者，究之用药以胜病为主，此中因

时、因地、因证、因人,斟酌咸宜,自能愈病,安可有拘执之见,存于心中也哉。(《医学衷中参西录·治伤寒方·麻黄加知母汤》)

《伤寒论》原治伤寒之书,而首论中风者,因中风亦可名为伤寒也《难经》曰:伤寒有五;有中风,有伤寒,有湿温,有热病,有温病。然究与真伤寒不同。盖中风病轻,伤寒病重。为其重也,而治之者必须用大有力之药,始能胜任。所谓大有力者,即《伤寒论》中之麻黄汤是也。今试论麻黄证及麻黄汤制方之义,并详论用麻黄汤时通变化裁之法。(《医学衷中参西录·太阳病麻黄汤证》)

[医案]

案1　尝治一少年,于季冬得伤寒证,其人阴分素亏,脉近六至,且甚弦细,身冷恶寒,舌苔淡白。延医诊视,医者谓脉数而弱,伤寒虽在初得,恐不可用麻黄强发其汗。此时愚应其近邻之聘,因邀愚至其家,与所延之医相商。愚曰:麻黄发汗之力虽猛,然少用则无妨,再辅以补正之品,自能稳妥奏功矣。遂为疏方:麻黄钱半,桂枝尖一钱,杏仁、甘草各钱半,又为加生怀山药、北沙参各六钱。嘱其煎汤服后,若至两点钟不出汗,宜服西药阿司匹林二分许以助其出汗。后果如此服之,周身得汗而愈矣。(《医学衷中参西录·太阳病麻黄汤证》《医学衷中参西录·论伤寒脉紧及用麻黄汤之变通法》)。

案2　曾治邻村李姓少年,得伤寒证已过旬日,表证未罢,时或恶寒,头犹微疼,舌苔犹白,心中微觉发热,小便色黄,脉象浮弦,重按似有力,此热入太阳之腑膀胱也。投以麻黄汤,为加知母八钱,滑石六钱,服后一汗而愈。(《医学衷中参西录·太阳病麻黄汤证》《医学衷中参西录·论伤寒脉紧及用麻黄汤之变通法》)按语:此证虽在太阳之表与腑,实已连阳明矣。故方中重用知母以清阳明之热,而仍用麻黄解其表,俾其余热之未尽清者,仍可由汗而消散,此所以一汗而愈也。至于《伤寒论》中载有其病重还太阳者,仍宜以麻黄汤治之,而愚遇此证,若用麻黄汤时亦必重加知母也。

案3 曾治一媪,年近六旬,感冒风寒,投以发表之剂,中有桂枝,一服而愈。后数月又得感冒证,兼有心中积热,自服原方,竟至吐血。由斯观之,此证既血热,有将衄之势,桂枝汤亦似难用,纵有表证宜解,拟用麻黄汤,去桂枝,加知母、芍药,方为稳妥。(《医学衷中参西录·治伤寒方·小青龙汤解》)

案4 一人,年过三旬,身形素羸弱,又喜吸鸦片。于冬令得伤寒证,因粗通医学,自服麻黄汤,分毫无汗。求为诊视,脉甚微细,无紧象。遂即所用原方(麻黄汤:麻黄三两,桂枝三两去皮,甘草一两炙,杏仁七十个去皮尖。编者注),为加生黄芪五钱。服后得汗而愈。此二证皆用麻黄汤是不宜加知母,宜加黄芪者也。(《医学衷中参西录·太阳病麻黄汤证》《医学衷中参西录·论伤寒脉紧及用麻黄汤之变通法》)

案5 一人年近四旬,身体素羸弱,于季冬得伤寒证,医者投以麻黄汤汗无分毫,求为诊治,其脉似紧而不任重按,遂于麻黄汤中加生黄芪、天花粉各五钱,一剂得汗而愈。(《医学衷中参西录·太阳病麻黄汤证》)

案6 张金铎,天津东门里面粉庄理事,年三十八岁,于季冬得伤寒证,且无脉。病因:旬日前曾感冒风寒,经医治愈,继出门做事,又感风寒遂得斯病。证候:内外俱觉寒凉,头疼,气息微喘,身体微形寒战,六脉皆无。诊断:盖其身体素弱,又在重感之余,风寒深入阻塞经络,是以脉闭。拟治以麻黄汤,再重加补气之药,补其正气以逐邪外出,当可奏效。处方:麻黄三钱、生箭芪一两、桂枝尖二钱、杏仁去皮二钱、甘草二钱。先煎麻黄数沸,吹去浮沫、再入余药同煎汤一大盅,温服,被覆取微汗。服药后周身得汗,其脉即出,诸病皆愈。

说明:按此证或疑系少阴伤寒,因少阴伤寒脉原微细,微细之至可至于无也。而愚从太阳治者,因其头疼、微喘、寒战,皆为太阳经之现象,而无少阴证蜷卧、但欲寐之现象也。是以于麻黄汤中,重加生黄芪一两,以助麻、桂成功,此扶正即以逐邪也。(《医学衷中参西录·伤寒门·伤寒脉闭》)

二、葛 根 汤

[组成] 葛根四两 麻黄去节,三两 桂枝去皮,二两 芍药二两 甘草炙,二两 生姜切,三两 大枣擘,十二枚

[用法] 上七味㕮咀,以水一斗,先煮麻黄、葛根减二升,去沫,纳诸药,煎取三升,去滓,温服一升。覆取微似汗,不须啜粥,余如桂枝汤法将息及禁忌。(《医学衷中参西录·太阳阳明合病葛根汤证》)

[鉴别]

1. 桂枝加葛根汤

桂枝加葛根汤是治太阳兼阳明之有汗者。至太阳兼阳明之无汗者,《伤寒论》又另有治法。其方即葛根汤。《伤寒论》原文,太阳病,项背强几几,无汗,恶风者,葛根汤主之。(《医学衷中参西录·太阳阳明合病葛根汤证》)

陈古愚曰:桂枝加葛根汤与此汤,俱治太阳经之病,太阳之经输在背,经云:邪入于输,腰脊乃强。师于二方皆云治项几几,几几者,小鸟羽短,欲飞不能飞,而伸颈之象也。但前方治汗出,是邪从肌腠而入输,故主桂枝;此方治无汗,是邪从肤表而入输,故

主麻黄。然邪既入输,肌腠亦病,方中取桂枝汤全方加葛根、麻黄,亦肌表两解之治,与桂枝二麻黄一汤同意而用却不同,微乎微乎!(《医学衷中参西录·太阳阳明合病葛根汤证》)

2. 葛根苓连汤

用此方葛根黄芩黄连汤为阳明温热发表之药可为特识。然葛根发表之力甚微,若遇证之无汗者,拟加薄荷、蝉蜕,或更加连翘,方能得清凉解热之汗。试观葛根汤,治项背强几几,无汗恶风者,必佐以麻、桂可知也。(《医学衷中参西录·治伤寒方·葛根黄芩黄连汤解》)

当仲景时薄荷尚未入药,前曾论之。究之清轻解肌之品,最宜于阳明经病之发表,且于温病初得者,不仅薄荷,若连翘、蝉蜕其性皆与薄荷相近,而当仲景时,于连翘只知用其根即连翘赤小豆汤中之连翘以利小便,而犹不知用连翘以发表。至于古人用蝉,但知用蚱蝉,是连其全身用之,而不知用其蜕有皮以达皮之妙也。盖连翘若单用一两,能于十二小时中使周身不断微汗。若止用二三钱于有薄荷剂中,亦可使薄荷发汗之力绵长。至蝉蜕若单用三钱煎服,分毫不觉有发表之力,即可周身得微汗,且与连翘又皆为清表温疹之妙品以辅佐薄荷奏功,故因论薄荷而连类及之。(《医学衷中参西录·阳明病葛根黄芩黄连汤证》)

三、大青龙汤

[**组成**] 麻黄去节,六两　桂枝去皮,二两　甘草炙,二两　杏仁去皮尖,五十个　生姜切,三两　大枣擘,十二枚　石膏如鸡子大碎、如鸡子大当有今之,三两

[**用法**] 上七味,以水九升,先煮麻黄,减二升,去上沫,纳诸

药,煮取三升,去滓,温服一升,取微似汗,汗出多者,温粉扑之。一服汗者,停后服。汗多亡阳遂虚,恶风烦躁,不得眠也。(《医学衷中参西录·太阳病大青龙汤证》)

[病机] 或问:大青龙汤证,当病之初得何以胸中即蕴此大热? 答曰:此伤寒中伏气化热证也温病中有伏气化热,伤寒中亦有伏气化热。因从前所受外寒甚轻,不能遽病,惟伏藏于三焦脂膜之中,阻塞升降之气化,久而化热,后又因薄受外感之激动,其热陡发,窜入胸中空旷之府,不汗出而烦躁,夫胸中原为太阳之腑胸中及膀胱皆为太阳之腑,其理详六经总论中,为其犹在太阳,是以其热虽甚而仍可汗解也。(《医学衷中参西录·太阳病大青龙汤证》)

[主治] 伤寒无汗烦躁。是胸中先有内热,无所发泄,遂郁而作烦躁,故于解表药中,加石膏以清内热。然麻黄与石膏并用,间有不汗之时。若用此方,将知母加重数钱,其寒润之性,能入胸中化合而为汗,随麻、桂以达于外,而烦躁自除矣。(《医学衷中参西录·治伤寒方·麻黄加知母汤》)

《伤寒论》中用大青龙汤者有二节。一为第三十七节,其节明言太阳中风脉浮紧。夫伤寒论首节论太阳之脉曰浮,原统中风、伤寒而言。至第二节则言脉缓者为中风,是其脉为浮中之缓也,第三节则言脉阴阳俱紧者为伤寒,是其脉为浮中之紧也。今既明言中风,其脉不为浮缓而为浮紧,是中风病中现有伤寒之脉,其所中者当为栗烈之寒风,而于温病无涉也。一为第三十八节。细审本节之文,知其确系温病。何以言之? 以脉浮缓,身不疼但重,无少阴证也。盖此节开端虽明言伤寒,仍是以伤寒二字为中风、伤寒、温病之总称。是以伤寒初得脉浮紧;温病初得脉浮缓。伤寒初得身多疼;温病初得身恒不疼而但重《伤寒论》第六节温病提纲中原明言身重。伤寒初得恒有少阴证;温病则始终无少阴证少阴证有寒有热,此指少阴之寒证言,为无少阴寒证,所以敢用大青龙汤,若少阴热证温病中恒有之,正不妨用大青龙汤矣。此数者皆为温病之明征也。况其病乍有轻时,若在伤寒必不复重用石膏;惟系温病则仍可重用石膏如鸡子大,约有今之四两,因温病当以清燥热救真阴为急务也。至愚用此方时,又恒以连翘代桂枝。虽桂枝、连翘均能逐肌肉之外感,而一则性热,一则性凉。温病宜凉不宜热,故用桂枝不如用连翘。而当日仲师不用者,亦因其未列入药品也《伤寒论》方中所用之连翘是连翘根,能利水不能发汗。况大青龙汤中桂枝之分量,仅为麻黄三分之一,仲师原因其性热不欲多用也。(《医学衷中参西录·温病之治法详于〈伤寒论〉解》)

有太阳中风之脉,兼见太阳伤寒之脉者,大青龙汤所主之证是也。其三十八节原文提纲云:太阳中风,脉浮紧,发热恶寒,身疼痛,不汗出而烦躁者,大青龙汤主之。若脉微弱,汗出恶风者,不可服,服则厥逆,筋惕肉瞤,此为逆也。(《医学衷中参西录·太阳病大青龙汤证》)

此大青龙汤所主之证,原系胸中先有蕴热,又为风寒锢其外表,致其胸中之蕴热有蓄极外越之势。而其锢闭之风寒,而犹恐芍药苦降酸敛之性,似于发汗不宜,而代以石膏,且多用之以厚其力,其辛散凉润之性,既能助麻、桂达表,又善化胸中蕴蓄之热为汗,随麻、桂透表而出也,为有云腾致雨之象,是以名为大青龙也。至于脉微弱,汗出恶风者,原系胸中大气虚损,不能固摄卫气,即使有热亦是虚阳外浮,若误投以大青龙汤,人必至虚者益虚,其人之元阳因气分虚极而欲脱,遂致肝风萌动而筋惕肉瞤也。夫大青龙汤既不可用,遇此证者自当另有治法,拟用生黄芪、生杭芍各五钱,麻黄钱半,煎汤一次服下,此用麻黄以逐其外感,黄芪以补其气虚,芍药以清其虚热也。为方中有黄芪以补助气分,故麻黄仍可少用也。若其人已误服大青龙汤,而大汗亡阳,筋惕肉瞤者,宜去方中麻黄加净萸肉一两。

其三十九节原文云:伤寒,脉浮缓,身不疼,但重,乍有轻时,无少阴证者,大青龙汤发之。细思此节之文,知所言之证原系温病,而节首冠以伤寒二字者,因中风、温病在本书之定例,均可名为伤寒也。凡外感之脉多浮,以其多兼中风也。前节言伤寒脉浮紧,是所中者为凛冽之寒风,是中风兼伤寒也。后节言伤寒脉浮缓,知所中者非凛冽之寒风,当为柔和之温风,既中柔和之温风,则即成风温矣。是以病为伤寒,必胸中烦躁而后可用石膏,至温病其胸中不烦躁,亦恒可用石膏,且其身不疼但重,伤寒第六节温病提纲中,原明言身重此明征也。况其证乍有轻时,若在伤寒必不复重用石膏,惟温病虽有轻时,亦可重用石膏。又伤寒初得有少阴证,若温病则始终无少阴证少阴证有寒有热,此言无少阴证,指少阴之寒证而言,少阴寒证断不可用大青龙汤,至少阴热证,原为伏气化热窜入少阴,虽在初得亦可治以大青龙汤,此又不可不知,此尤不为伤寒而为温病之明征也。由此观之,是此节原为治温病者说法,欲其急清燥热以存真阴为先务也。至愚用此方治温病时,恒以薄荷代方中桂枝,尤为稳妥。

凡发汗所用之药,其或凉或热,贵与病适宜。其初得病寒者宜用热药发其汗,初得病热者宜用凉药发其汗。如大青龙汤证,若投以麻黄汤则以热济热,恒不能出汗,即或出汗其病不惟不解,转益增烦躁,惟于麻桂汤中去芍药,重加石膏多于麻、桂数倍,其凉润轻散之性,与胸中之烦躁化合自能作汗,矧有麻黄之善透表者以助之,故服后覆杯之顷,即可周身得汗也。(《医学衷中参西录·太阳病大青龙汤证》)

[加减]　一为风温。犹是外感之风寒也,其时令已温,外感

之气已转而为温,故不名曰伤寒、伤风,而名风温,即《伤寒论》中所谓风温之为病者是也。然其证有得之春初者,有得之春暮者,有得之夏秋者,当随时序之寒热,参以脉象,而分别治之。若当春初秋末,时令在寒温之间,初得时虽不恶寒,脉但浮而无热象者,宜用拙拟清解汤,加麻黄一二钱,或用仲景大青龙汤。若当暑热之日,其脉象浮而且洪者,用拙拟凉解汤,或寒解汤。若有汗者,用拙拟和解汤,或酌加生石膏。(《医学衷中参西录·治温病方·清解汤》)

[鉴别]

1. 麻黄汤与桂枝汤

或问:服桂枝汤者,宜微似有汗,不可令如水流漓,病必不除;服麻黄汤者,覆取微似汗,知亦不可令汗如水流漓也。今于大青龙汤中加花粉,服汤后竟汗出如洗而病若失者,何也?答曰:善哉问也,此中原有妙理,非此问莫能发之。凡伤寒、温病,皆忌伤其阴分,桂枝汤证与麻黄汤证,禁过发汗者恐伤其阴分也。至大青龙汤证,其胸中蕴有燥热,得重量之石膏则化合而为汗,其燥热愈深者,化合之汗愈多,非尽量透发于外,其燥热即不能彻底清肃,是以此等汗不出则已,出则如时雨沛然莫可遏抑。盖麻黄、桂枝等汤,皆用药以祛病,得微汗则药力即能胜病,是以无事过汗以伤阴分。至大青龙汤乃合麻、桂为一方,又去芍药之酸收,益以石膏之辛凉,其与胸中所蕴之燥热化合,犹如冶红之铁沃之以水,其热气自然蓬勃四达,此乃调燮其阴阳,听其自汗,此中精微之理,与服桂枝、麻黄两汤不可过汗者,迥不侔也。(《医学衷中参西录·太阳病大青龙汤证》)

2. 小青龙汤

喻嘉言曰:"桂枝麻黄汤无大小,而青龙汤有大小者,以桂枝麻黄汤之变法多;大青龙汤之变法不过于麻桂二方内施其化裁,或增或去,或饶或减,其中神化莫可端倪。又立小青龙一法,散邪之功兼乎涤饮,取义山泽小龙养成头角,乘雷雨而翻江搅海,直奔龙门之意,用以代大青龙而擅江河行水之力,立法诚大备也。因经叔和之编次,漫无统纪。昌于分篇之际,特以大青龙为纲,于中麻、桂诸法悉统于青龙项下,拟为龙背、龙腰、龙腹,然后以小青龙尾之。或飞、或潜,可弥、可伏,用大、用小,曲畅无遗,居然仲景通天手眼驭龙心法矣。昔有善画龙者,举笔凝思,而青天忽生风雨。吾不知仲景制方之时,其为龙乎,其为仲景乎,必有候焉雷雨满盈_{大青龙汤},候焉密云不雨_{桂枝二越婢一汤},候焉波浪奔腾_{小青龙汤},候焉天日开朗_{真武汤},以应其生心之化裁者。神哉青龙等方,即拟为九天龙经可也。"(《医学衷中参西录·用小青龙汤治外感痰喘之经过及变通之法》)

《伤寒论》大青龙汤后,又有小青龙汤以辅大青龙汤所不逮。盖大青龙汤为发汗所用,如龙之乘云而致雨。小青龙汤为涤饮所用,如龙之率水以归海,故其汤皆可以青龙名。今于论大青龙汤后,更进而论小青龙汤。

3. 犹龙汤

此方犹龙汤所主之证,即《伤寒论》大青龙汤所主之证也。然大青龙汤宜于伤寒,此则宜于温病。至伤寒之病,其胸中烦躁过甚者,亦可用之以代大青龙,故曰犹龙也。(《医学衷中参西录·治温病方·犹龙汤》)

按:大青龙汤无论温病、伤寒,皆宜以薄荷代桂枝,而麻黄勿庸代。然宜少用,当为石膏十分之二。以治温病,麻黄尤宜少用。盖有薄荷叶代之,发表原可少用也。至桂枝原与烦躁不相宜,是以原方分量只为麻黄之半。观此则仲景制方之时,原有嫌桂枝性

热之意,特当时无薄荷,又无相当之药以代之耳。(《医学衷中参西录·医话拾零·答受业高崇勋质疑》)

[医案]

温病

案1 曾治邻村武生夏彭龄,年过三旬,冬令感冒风寒,周身恶寒无汗,胸中则甚觉烦躁,原是大青龙汤证,医者误投以麻黄汤,服后汗无分毫而烦躁益甚,几至疯狂,其脉洪滑而浮。投以大青龙汤,以薄荷叶代麻黄,且因曾误服麻黄汤方中原有桂枝,并桂枝亦权为减去。煎服后,覆杯之顷,汗出如洗,病若失。按:此证当系先有蕴热,因为外寒所束,则蕴热益深,是以烦躁。方中重用石膏以化其蕴热,其热化而欲散,自有外越之机,再用辛凉解肌之薄荷以利导之,是以汗出至易也。若从前未误服麻黄汤者,用此方时不去桂枝亦可,盖大青龙之原方所用桂枝原无多也。(《医学衷中参西录·论大青龙汤中之麻黄当以薄荷代之》)

案2 曾治一人,冬日得伤寒证,胸中异常烦躁,医者不识为大青龙汤证,竟投以麻黄汤,服后分毫无汗,胸中烦躁益甚,自觉屋隘莫能容,诊其脉洪滑而浮,治以大青龙汤,为加天花粉八钱,服后五分钟,周身汗出如洗,病若失。(《医学衷中参西录·太阳病大青龙汤证》)

四、小青龙汤

[组成] 麻黄三两,去节　苟药三两　细辛三两　干姜三两　甘草三两　桂枝去皮,三两　五味子半升　半夏汤洗,半升

[用法] 上八味,以水一斗,先煮麻黄减二升,去上沫,纳诸药,煮取三升,去滓,温服一升。若微利者,去麻黄,加荛花,如鸡

子大,熬令赤色古以熬字作炒字用。若渴者,去半夏,加瓜蒌根三
两。若噎者即呃逆,去麻黄,加附子一枚炮。若小便不利、少腹满,
去麻黄,加茯苓四两。若喘者,去麻黄,加杏仁半升,去皮尖。

按:莞花今人罕用,修园谓可以茯苓代之。(《医学衷中参西
录·治伤寒方·小青龙汤解》)

按:莞花近时无用者,《金鉴》注,谓系芫花之类,攻水之力甚
峻,用五分可令人下数十次,当以茯苓代之。又噎字,注疏家多以
呃逆解之,字典中原有此讲法,然观其去麻黄加附子,似按寒痰凝
结梗塞咽喉解法,方与所加之药相宜。(《医学衷中参西录·太阳
病小青龙汤证》)

[**病因病机**] 陈修园注云:太阳主寒水之气,运行于皮肤,出
入于心胸。今不运行出入,以致寒水之气,汎溢而无底止。水停
于胃则干呕,水气与寒邪留恋而不解故发热,肺主皮毛,水气合之
则发热而咳,是发热而咳,为心下有水气之明证。然水性之变动
不居,不得不于未然之时,先作或然之想。或水蓄而正津不行则
为渴,或水渍入肠间则为利,或逆之于上则为噎,或留而不行则为
小便不利、少腹满,或如麻黄证之喘,而兼证处,显出水气,则为水
气之喘者。以上诸证,不必悉具,但见一二证即是也,以小青龙汤
主之。

又《伤寒论》曰:伤寒,心下有水气,咳而微喘,发热不渴,服汤
已渴者,此寒去欲解也,小青龙汤主之。陈修园注云:寒水之气,
太阳所专司,运行于肤表,出入于心胸,有气而无形。苟人伤于
寒,则不能运行出入,停于心下,无形之寒水,化而为有形之水气。
水寒伤肺而气上逆,则为咳而微喘。病在太阳之表,则现出标阳
而发热。然水寒已甚,标阳不能胜之,虽发热而仍不渴。审证既
确,而以小青龙汤与服,服汤已而渴者,此寒去欲解,而水犹未解

也。仍以小青龙汤主之,再散其水气而愈。

修园此二节之注,原系即经文而为衬注,逐字逐句,补缀挑剔,曲畅尽致,可谓善解经文者矣。(《医学衷中参西录·治伤寒方·小青龙汤解》)

水散为气,气可复凝为水。心下不曰停水,而曰有水气,此乃饮水所化之留饮,形虽似水而有黏滞之性,又与外感互相胶漆,是以有以下种种诸病也。干呕者,水气黏滞于胃口也;发热者,水气变为寒饮,迫心肺之阳外越也;咳者,水气浸入肺中也;渴者,水气不能化津液上潮也,利者,水气流入大肠作泻也;噎者,水气变为寒痰梗塞咽喉也;小便不利、少腹满者,水气凝结膨胀于下焦也;喘者,肺中分支细管皆为水气所弥漫也。(《医学衷中参西录·太阳病小青龙汤证》)

[**主治**] 小青龙汤解宜与第五期《衷中参西录》第五卷历序用小青龙汤治外感痰喘之经过及通变化裁之法参看

《伤寒论》曰:伤寒表不解,心下有水气,干呕,发热而咳,或渴,或利,或噎,或小便不利、少腹满,或喘者,小青龙汤主之。(《医学衷中参西录·治伤寒方·小青龙汤解》)

[**加减**] 气逆迫促,喘且呻,或兼肩息者,宜小青龙汤,去麻黄加杏仁。热者,加生石膏。喘伏如前,而脉象无力,或兼数者,宜小青龙汤,去麻黄加杏仁,再加生石膏、人参。喘不至呻,亦不肩息,惟吸难呼易,苦上气,其脉虚而无力,或兼数者,宜拙拟清燥汤。喘不甚剧,呼吸无声,其脉实,而至数不数者,宜小青龙汤,去麻黄加杏仁、生石膏。若脉更滑数者,宜再加知母。喘不甚剧,脉洪滑而浮,舌苔白厚,胸中烦热者,宜用拙拟寒解汤汗之。喘而发热,脉象确有实热,至数兼数,重按无力者,宜拙拟白虎加人参以山药代粳米汤,更以生地代知母,加茅根作引。喘而结胸者,宜用

《伤寒论》中诸陷胸汤丸,或拙拟荡胸汤在第七卷,以开其结,其喘自愈。上所列喘证共七种,合之后馏水石膏饮所主之喘证,外感喘证之治法,亦略备矣。至于麻黄汤证,多有兼微喘者,此为业医者所共知,不必列于数条中也。(《医学衷中参西录·治伤寒方·小青龙汤解》《医学衷中参西录·用小青龙汤治外感痰喘之经过及变通之法》)

至于麻黄汤证恒兼有微喘者,服麻黄汤原方即愈。业医者大抵皆知,似无庸愚之赘言。然服药后喘虽能愈,不能必其不传阳明。惟于方中加知母数钱,则喘愈而病亦必愈。(《医学衷中参西录·用小青龙汤治外感痰喘之经过及变通之法》)

平均小青龙汤之药性,当以热论,而外感痰喘之证又有热者十之八九,是以愚用小青龙汤三十余年,未尝一次不加生石膏。即所遇之证分毫不觉热,亦必加生石膏五六钱,使药性之凉热归于平均。若遇证之觉热,或脉象有热者,则必加生石膏两许或一两强。若因其脉虚用人参于汤中者,即其脉分毫无热,亦必加生石膏两许以辅之,始能受人参温补之力。至其证之或兼烦躁,或表里壮热者,又宜加生石膏至两半或至二两,方能有效。

曾有问治外感痰喘于愚者,语以当用小青龙汤及如何加减之法,切嘱其必多加生石膏,然后有效。后其人因外感病发,自治不愈,势极危殆,仓惶迎慰。既至知其自服小青龙汤两剂,每剂加生石膏三钱,服后其喘不止,转加烦躁,惴惴惟恐不愈,乃仍为开小青龙汤,去麻黄,加杏仁,又加生石膏一两。一剂喘止,烦躁亦愈十之八九。又用生龙骨、生牡蛎各一两,苏子、半夏、牛蒡子各三钱,生杭芍五钱此方系后定之从龙汤,为其仍有烦躁之意又加生石膏一两。服后霍然痊愈。此证因不敢重用生石膏,几至病危不起。彼但知用小青龙汤以治外感痰喘,而不重用生石膏以清热者,尚

其以兹为鉴哉！(《医学衷中参西录·用小青龙汤治外感痰喘之经过及变通之法》)

《伤寒论》小青龙汤为治外感因有水气作喘之圣方，而以治后世痰喘证，似有不尽吻合之处，诚以《伤寒论》所言之水气原属凉，而后世所言之痰喘多属热也。为其属热，则借用小青龙汤原当以凉药佐之。尝观小青龙汤后诸多加法，原无加石膏之例，至《金匮》治肺胀作喘，则有小青龙加石膏汤矣。仲景当日先著《伤寒论》，后著《金匮要略》，《伤寒论》中小青龙汤无加石膏之例，是当其著《伤寒论》时犹无宜加石膏之证也。至《金匮》中载有小青龙加石膏汤，是其著《金匮》时已有宜加石膏之证也。夫仲景先著《伤寒论》后著《金匮要略》，相隔不过十余年之间耳，而其病随气化之更变即迥有不同，况上下相隔千余年乎？是以愚用小青龙汤以治外感痰喘，必加生石膏两许，或至一两强，方能奏效。盖如此多用石膏，不惟治外感之热且以解方中药性之热也。为有石膏以监制麻黄，若遇脉之实者，仍宜用麻黄一钱，试举一案以证明之。(《医学衷中参西录·太阳病小青龙汤证》)

若遇脉象虚者，用小青龙汤及从龙汤时，皆宜加参，又宜酌加天冬，以调解参性之热。然如此佐以人参、天冬，仍有不足恃之时。

愚因反复研究，此证非不可治，特用药未能吻合，是以服药终不见效。徐灵胎谓：龙骨之性，敛正气而不敛邪气。故《伤寒论》方中，仲景于邪气未尽者，亦用之。外感喘证服小青龙汤愈而仍反复者，正气之不敛也。遂预拟一方，用龙骨、牡蛎皆不煅各一两以敛正气，苏子、清半夏各五钱以降气利痰，名之曰从龙汤(龙骨一两、牡蛎一两、生杭芍五钱、清半夏四钱、炒苏子四钱、炒牛蒡子三钱。编者注)，谓可用于小青龙汤之后。

由斯用二方治外感痰喘，诚觉确有把握。而临证品验既久，益知从龙汤方若遇脉虚弱者，宜加净萸肉、生山药，或更加人参、赭石；其脉有热者，宜加生石膏、知母；若热而且虚者，更宜将人参、生石膏并加于方中。或于服小青龙汤之先，即将诸药备用，以防服小青龙汤喘止后转现虚脱之象，或汗出不止，或息微欲无，或脉形散乱如水上浮麻莫辨至数若此者皆愚临证经验所遇，不早备药恐取药无及。至于小青龙汤除遵例加杏仁、石膏之外，若人参、萸肉诸补药之加于从龙汤者，犹不敢加于其中，诚以其时外感未净，里饮未清，不敢参以补药以留邪也。孰意愚不敢用者，而闻历未深者转敢用之，为治斯证者别开捷径，亦云奇哉。

又曰："娄东胡卣臣先生，昌所谓贤士大夫也。夙昔痰饮为恙，夏日地气上升，痰即内动。设有外感，膈间痰即不行，两三日瘥后，当胸尚结小痤。无医不询，无方不考，乃至梦寐恳求大士治疗，因而闻疾思苦，深入三摩地位，荐分治病手眼，今且仁智兼成矣。昌昔谓膀胱之气流行，地气不升，则天气常朗。其偶受外感，则仲景之小青龙汤一方，与大士水月光中大圆镜智无以异也。盖无形之感，挟有形之痰，互为胶漆，其当胸窟宅适在太阳经位，惟于麻、桂方中倍加五味、半夏以涤饮而收阴，加干姜、细辛以散结而分邪，合而用之，令药力适在痰饮绾结之处，攻击片时，则无形之感从肌肤出，有形之痰从水道出，顷刻分解无余，而膺胸空旷而不复丛生小痤矣。若泥麻、桂甘温，减去不用，则不成为龙矣。将恃何物为翻波鼓浪之具乎？"观喻氏二节之论，实能将小青龙汤之妙用尽行传出。其言词之妙，直胜于生公说法矣。（《医学衷中参西录·用小青龙汤治外感痰喘之经过及变通之法》）

[鉴别]

1. 更定小青龙汤分量

麻黄二钱、生杭芍三钱、干姜一钱、甘草钱半、桂枝尖二钱、清半夏二钱、五味子钱半、细辛一钱。

此后世方书所载小青龙汤分量，而愚略为加减也。喘者，原去麻黄加杏仁，愚于喘证之甚实者，又恒加杏仁三钱，而仍用麻黄一钱，则其效更捷。若兼虚者，麻黄断不宜用。《伤寒论》小青龙汤，无加石膏之例，而《金匮》有小青龙加石膏汤，治肺胀咳而上气，烦躁而喘，脉浮者，心下有水。是以愚治外感痰喘之挟热者，遵《金匮》之例，必酌加生石膏数钱，其热甚者，又或用至两余。

喻嘉言曰：桂枝、麻黄法无大小，而青龙汤有大小者，以桂枝、麻黄之变化多，而大青龙汤之变法不过于桂、麻二汤内施其化裁，或增或去，或饶或减，其中神化莫可端倪。又立小青龙一法，散邪之功兼乎涤饮，取义山泽小龙养成头角，乘雷雨而翻江搅海，直奔龙门之意，用以代大青龙而擅江河行水之力，立法诚大备也。因经叔和编次，漫无统纪，昌于分编之际，特以大青龙为纲，于中麻、桂诸法悉统于青龙项下，拟为龙背、龙腰、龙腹，然后以小青龙汤尾之，或飞或潜，可弥可伏，用大用小，曲畅无遗。居然仲景通天手眼，驭龙心法矣。昔有善画龙者，举笔凝思，而青天忽生风雨。吾不知仲景制方之时，其为龙乎，其为仲景乎？必有倏然雷雨满盈大青龙汤，倏然密云不雨桂枝二越婢一汤，倏然波浪奔腾小青龙汤，以应其生心之化裁者，神哉青龙等方，即拟为九天龙经可也。

寒温中，皆有痰喘之证，其剧者甚为危险。医者自出私智治之，皆不能效，惟治以小青龙汤，或治以小青龙加石膏汤，则可随手奏效。然寒温之证，兼喘者甚多，而有有痰无痰与虚实轻重之分，又不必定用小青龙汤也。今将其证，分列数条于下，审证施治，庶几不误。（《医学衷中参西录·治伤寒方·小青龙汤解》）

2. 从龙汤

治外感痰喘，服小青龙汤，病未痊愈，或愈而复发者，继服此汤。

龙骨不用煅,捣一两、牡蛎不用煅,捣一两、生杭芍五钱、清半夏四钱、苏子炒捣四钱、牛蒡子炒捣三钱。

热者,酌加生石膏数钱或至一两。

从来愚治外感痰喘,遵《伤寒论》小青龙汤加减法,去麻黄加杏仁,热者更加生石膏,莫不随手而愈。然间有愈而复发,再服原方不效者,自拟得此汤后,凡遇此等证,服小青龙汤一两剂即愈者,继服从龙汤一剂,必不再发。未痊愈者,服从龙汤一剂或两剂,必然痊愈。名曰从龙汤者,为其最宜用于小青龙汤后也。

或疑方中重用龙骨、牡蛎,收涩太过,以治外感之证,虽当发表之余,仍恐余邪未尽,被此收涩之药固闭于中,纵一时强制不喘,恐病根益深,异日更有意外之变。答曰:若是以品龙骨、牡蛎,浅之乎视龙骨、牡蛎者也,斯可征之以前哲之说。(《医学衷中参西录·治伤寒方·从龙汤》)

陈修园曰:痰水也,随火而上升。龙属阳而潜于海,能引逆上之火、泛滥之水,下归其宅。若与牡蛎同用,为治痰之神品。今人只知其性涩以收脱,何其浅也。

徐灵胎曰:龙得天地纯阳之气以生。藏时多,见时少,其性虽动而能静。故其骨最黏涩,能收敛正气,凡心神耗散,肠胃滑脱之疾,皆能已之。又曰:阳之纯者,乃天地之正气。故在人亦但敛正气,而不敛邪气。所以仲景于伤寒邪气未尽者,亦恒与牡蛎同用,后之医者,于此义盖未之审也。又曰:人身之神属阳,然非若气血之有形质,可补泻也,故治神为最难。龙者秉天地之元阳出入而变化不测,乃天地之神也,以神治神,则气类相感,更佐以寒热温凉补泻之法,虽无形之病,不难治矣。又曰:天地之阳气有二,一为元阳之阳,一为阴阳之阳。阴阳之阳,分于太极既判之时,以日月为升降,而水火则其用也;与阴为对待,而不并于阴,此天地并立之义也。元阳之阳,存于太极未判之时,以寒暑为起伏,而雷雨则其用也;与阴为附丽,而不杂于阴,此天包地之义也。龙者正天地元阳之气所生,藏于水而不离乎水者也。故春分阳气上并泉冷,龙用事而能飞。秋分阳气下并泉温,龙退蛰而能潜。人身五脏属阴,而肾尤为阴中之至阴,故人之元阳藏焉,是肾为藏水之脏,而亦为藏火之脏。所以阴分之火,动而不藏者亦用龙骨,盖借其气以藏之,必能自还其宅也。

按:此论与前论皆妙甚,果能细参其理,则无疑于拙拟之从龙汤矣。(《医学衷中参西录·治伤寒方·从龙汤》)

[**方论**] 小青龙汤所兼主诸病,喘居其末,而后世治外感痰喘者,实以小青龙汤为主方,是小青龙汤为外感中治痰饮之剂,实为理肺之剂也。肺主呼吸,其呼吸之机关在于肺叶之阖辟,其阖辟之机自如,喘病自愈。是以陈修园谓:小青龙汤当以五味、干姜、细辛为主药,盖五味子以司肺之阖,干姜以司肺之辟,细辛以发动其阖辟活泼之机,故小青龙汤中诸药皆可加减,独此三味不可加减。

按:陈氏此论甚当,至其谓细辛能发动阖辟活泼之灵机,此中原有妙理。盖细辛人皆知为足少阴之药,故伤寒少阴证多用之,然其性实能引足少阴与手少阴相交,是以少阴伤寒,心肾不交而烦躁者宜用之,又能引诸药之力上达于脑,是以阴寒头疼者必用之,且其含有龙脑气味,能透发神经使之灵活,自能发动肺叶阖辟之机使灵活也。

又 邹润安谓:凡风气寒气,依于精血、津液、便溺、涕唾以为患者,并能拽而出之,使相离而不相附,审斯则小青龙汤中之用细辛,亦所以除水气中之风寒也。

仲景之方,用五味即用干姜,诚以外感之证皆忌五味,而兼痰嗽者尤忌之,以其酸敛之力甚大,能将外感之邪锢闭肺中永成痨嗽,惟济之以干姜至辛之味,则无碍。诚以五行之理,辛能胜酸,《内经》有明文也。徐氏《本草百种注》中论之甚详,而愚近时临证品验,则另有心得,盖五味之皮虽酸,其仁则含有辛味,以仁之辛济皮之酸,自不至因过酸生弊,是以愚治痨嗽,恒将五味捣碎入煎,少佐以射干、牛蒡诸药即能奏效,不必定佐以干姜也。

特是医家治外感痰喘喜用麻黄,而以小青龙汤治外感之喘,转去麻黄加杏仁,恒令用者生疑。近见有彰明登诸医报而议其非者,以为既减去麻黄,将恃何者以治外感之喘乎?不知《神农本草经》谓桂枝主上气咳逆、吐吸,是桂枝原能降气定喘也。诚以喘虽由于外感,亦恒兼因元气虚损不能固摄,麻黄虽能定喘,其得力处在于泻肺,恐于元气素虚者不宜,是以不取麻黄之泻肺,但取桂枝之降肺,更加杏仁能降肺兼能利痰祛邪之品以为之辅佐,是以能稳重建功也。(《医学衷中参西录·太阳病小青龙汤证》)

外感之证,皆忌用五味,而兼痰嗽者尤忌之,以其酸敛之力甚大,能将外感之邪锢闭肺中而终身成痨嗽也。惟与干姜并用,济之以至辛之味,则分毫无碍。按五行之理,辛可胜酸,《内经》有明文也。徐氏《本草百种录》中亦论之甚详。

按:五味能阖,干姜能辟,其理易明,至细辛能发动其阖辟之机,其理甚邃。盖细辛味辛,而细嚼之,有酸收之意,《本经》谓主咳逆上气,是此一药不但味辛能辟,而又能阖也,其所以能发动阖辟之机者,诚在于斯。

细辛有服不过钱之说,是言单服此一味也。若入汤剂,有他药渣相混,即用一钱,不过有半钱之力,若再少用,即不能成功矣。故用小青龙汤者,细辛必以一钱为度。

麻黄能泻肺气以定喘,桂枝能降肺气以定喘。外感痰喘,多有兼气虚者,故不敢用麻黄泻肺,而易以杏仁,助桂枝以降肺。由是观之,若其气分不虚,而证又甚实,不去麻黄亦可,或加杏仁,减麻黄之半亦可。况《金匮》小青龙加石膏汤,治肺胀作喘,原不去麻黄,亦不加杏仁。盖加石膏,即可以不去麻黄,为有麻黄,所以不用杏仁。若遇其气分甚虚者,虽加石膏,亦宜以杏仁代麻黄,而又加参也。

愚用小青龙治外感痰喘,屡次皆效。然必加生石膏,或七八钱,或至两余,若畏石膏不敢多用,即无效验。若一剂喘未定,小青龙加石膏汤可服至两三剂,若犹未痊愈,继服从龙汤一两剂,必能痊愈。若服小青龙加石膏汤,喘止旋反复,再服不效者,继服从龙汤一二剂必效。遂录两方赠之,樾浓甚欣喜,如获异珍,后用小青龙汤时,畏石膏不敢多加,虽效实无捷效。偶因外感较重喘剧,连服小青龙汤两剂,每剂加生石膏三钱,喘不止而转增烦躁,遂放胆加生石膏一两,一剂喘止,而烦躁亦愈。由斯观之,即脉与证皆无热象者,亦宜加生石膏数钱,以解麻、桂、姜、辛之热也。

尝视《伤寒》之方,不但小青龙汤宜加石膏,而他方亦多有宜加凉药者,仲景为医中之圣,所著《伤寒论》一书,弘博渊深,开后人无限法门,原不可轻加拟议。特是天地之气运,数十年而一变。仲景先成《伤寒论》,小青龙汤一方,加法甚多,而独不加石膏,盖其时无可加石膏之证也。后著《金匮》,则小青龙汤加石膏矣,其时有其证可知。相隔应不甚远,气运即有变迁,况自汉季至今,一千六百余年,必执定古人之方,以治今人之病,不知少有变通,是亦不善用古方也。况《伤寒论》前原散佚,经王叔和编次而成,其中能保无舛讹乎?是以愚于《伤寒论》一书,其可信者,尊之如《本经》《内经》,间有不敢信者,不得不存为疑案,以待质高明也。

小青龙汤原桂枝、麻黄并用,至喘者去麻黄加杏仁而不去桂枝,诚以《本经》原谓桂枝主吐吸,吐吸即喘也,去桂枝则不能定喘矣。乃医者皆知麻黄泻肺定喘,而鲜知桂枝降气定喘,是不读《本经》之过也。其花开于中秋,是桂之性原得金气而旺,且又味辛属金,故善抑肝木之盛使不横恣,又桂之枝形如鹿角_{树形分鹿角、蟹爪两种},直上无曲,又善理肝木之郁使之条达也。为其味甘,故又善和脾胃,能使脾气之陷者上升,胃气之逆者下降,脾胃调和则留饮自除,积食自化。其宣通之力,又能导引三焦下通膀胱以利小便_{小便因热不利者禁用,然亦有用凉药利小便而少加之作向导者},惟上焦有热及恒患血证者忌用。

按:用小青龙汤治外感痰喘,定例原去麻黄加杏仁,而此证则当去桂枝留麻黄,且仿《金匮》用小青龙汤之法,再加生石膏方为稳安。盖麻黄、桂枝,皆能定喘,而桂枝动血分,麻黄不动血分,是以宜去桂枝留麻黄,再借石膏凉镇之力以预防血分之妄动,乃为万全之策,而当日徐氏用此方,未言加减,岂略而未言乎?抑用其原方乎?若用其原方,病虽治愈,亦几等孤注之一掷矣。(《医学衷中参西录·桂枝解》)

邹润安曰:"《伤寒论》中凡遇咳者,总加五味子、干姜,义甚深奥,经云'脾气散精,上归于肺',是故咳虽肺病,而其源实主于脾,惟脾家所散上归之精不清,则肺家通调水道之令不肃,后人治咳但知润肺消痰,不知润肺则肺愈不清,消痰则转能伤脾,而痰之留于肺者究莫消也。干姜温脾肺是治咳之来路,来路清则咳之源绝矣;五味使肺气下归于肾是治咳之去路,去路清则气肃降矣。合两药而言,则为一开一阖,当开而阖是为关门逐盗;当阖而开则恐津液消亡,故小青龙汤及小柴胡汤、真武汤、四逆散之兼咳者皆用之,不嫌其表里无别也。"(《医学衷中参西录·五味子解》)

愚从此知小青龙汤之神妙。自咎看书未到,遂广阅《伤寒论》诸家注疏,至喻嘉言《尚论篇》论小青龙汤处,不觉狂喜起舞,因叹曰:使愚早见此名论,何至不知用小青龙汤也。从此以后,凡遇外感喘证可治以小青龙汤者,莫不投以小青龙汤。而临证细心品验,知外感痰喘之挟热者,其肺必胀,当仿《金匮》用小青龙汤之加石膏,且必重加生石膏方效。迨至癸巳,李杏春又患外感痰喘,复求愚为诊治,其证脉大略如前,而较前热盛。投以小青龙汤去麻黄,加杏仁三钱,为其有热又加生石膏一两。服后其喘立止。药力竭后而喘仍如故,连服两剂皆然。此时皮姓老医已没,无人可以质正,愚方竭力筹思,将为变通其方,其岳家沧州为送医至,愚即告退。后经医数人,皆延自远方,服药月余,竟至不起。(《医学衷中参西录·用小青龙汤治外感痰喘之经过及变通之法》)

按:血证虽并忌麻、桂,然所甚忌者桂枝,而不甚忌麻黄,且有风热者误用桂枝则吐衄,徐氏曾于批叶天士医案中谆谆言之。其对于素有血证者投以小青龙汤,必然有所加。特其《洄溪医案》凡于用药之处皆概括言之,略举大意,用古方纵有加减,而亦略而不言也。至愚若遇此证用小青龙汤时,则必去桂枝,留麻黄,加龙骨、牡蛎皆生用各数钱,其有热者加知母,热甚者加生石膏。则证之陈新皆顾,投之必效,而非孤注之一掷矣。(《医学衷中参西录·用小青龙汤治外感痰喘之经过及变通之法》)

[禁忌]

1.伤寒、温病心下蓄有水饮作喘者,后世名之为外感痰喘,此外感中极危险之证也。医者若诊治此等证自逞其私智,无论如何利痰、如何定喘,遇此证之轻者或可幸愈,至遇此证之剧者皆分毫无效。惟投以《伤寒论》小青龙汤则必效。特是小青龙汤两见于《伤寒论》太阳篇,其所主之证为表不解,心下有水气,干呕,发热而咳。其兼证有六,亦皆小青龙汤加减主之,而喘证附于其末,因此阅者多忽不加察。又医者治外感之喘,多以麻黄为要药,五味子为忌药,小青龙汤中麻黄、五味并用,喘者转去麻黄加杏仁,而不忌五味之敛住外邪,此尤其心疑之点而不敢轻用。即愚初为人诊病时,亦不知用也。(《医学衷中参西录·用小青龙汤治外感痰喘之经过及变通之法》)

2. 其人若素有肺病常咳血者,用小青龙汤时,又当另有加减,宜去桂枝留麻黄,又宜于加杏仁、石膏之外,再酌加天冬数钱。盖咳血及吐衄之证,最忌桂枝,而不甚忌麻黄,以桂枝能助血分之热也。(《医学衷中参西录·太阳病小青龙汤证》)

[医案]

1. 外感痰喘

案1　曾治一人年近六旬,痰喘甚剧,脉则浮弱不堪重按,其心中则颇觉烦躁,投以小青龙汤去麻黄加杏仁,又加生石膏一两,野台参四钱,天冬六钱,俾煎汤一次服下。然仍恐其脉虚不能胜药,预购生杭萸肉药房中之山萸肉多用酒拌,蒸熟令色黑,其酸敛之性大减,殊非所宜三两,以备不时之需。乃将药煎服后,气息顿平,阅三点钟,忽肢体颤动,遍身出汗,又似作喘,实则无气以息,心怔忡莫支,诊其脉如水上浮麻,莫辨至数,急将所备之萸肉急火煎数沸服下,汗止精神稍定,又添水煮透,取浓汤一大盅服下,脉遂复常,怔忡喘息皆愈。继于从龙汤中加萸肉一两,野台参三钱,天冬六钱,煎服两剂,痰喘不再反复。

按:此证为元气将脱,有危在顷刻之势,重用山萸肉即可随手奏效者,因人之脏腑惟肝主疏泄,人之元气将脱者,恒因肝脏疏泄太过,重用萸肉以收敛之,则其疏泄之机关可使之顿停,即元气可以不脱。此愚从临证实验而得,知山萸肉救脱之力十倍于参、芪

也。因屡次重用之，以挽回人命于顷刻之间，因名之为回生山茱萸汤。(《医学衷中参西录·太阳病小青龙汤证》)

案2 甫拟成，适有愚外祖家近族舅母刘媪得外感痰喘证，迎为诊治，投以小青龙汤去麻黄，加杏仁，为脉象有热又加生石膏一两，其喘立愈。翌日喘又反复，而较前稍轻。又投以原方，其喘止后迟四五点钟，遂将从龙汤(生龙骨一两、生牡蛎一两、生杭芍五钱、清半夏四钱、炒苏子四钱、炒牛蒡子三钱。编者注)煎服一剂，其喘即不反复而脱然痊愈矣。(《医学衷中参西录·用小青龙汤治外感痰喘之经过及变通之法》)

案3 堂姊丈褚樾浓，体丰气虚，素多痰饮，薄受外感，即大喘不止，医治无效，旬日喘始愈，偶与愚言及，若甚恐惧。愚曰：此甚易治，顾用药何如耳。《金匮》小青龙加石膏汤，为治外感痰喘之神方，辅以拙拟从龙汤，则其功愈显，若后再喘时，先服小青龙汤加石膏，若一剂喘定，继服从龙汤一两剂，其喘必不反复。若一剂喘未定，小青龙加石膏汤可服至两三剂，若犹未痊愈，继服从龙汤一两剂必能痊愈。若服小青龙加石膏汤，喘止旋又反复，再服不效者，继服从龙汤一两剂必效。遂录两方赠之，樾浓甚欣喜，如获异珍。后用小青龙汤时，畏石膏不敢多加，虽效实无捷效，偶因外感较重喘剧，连服小青龙两剂，每剂加生石膏三钱，喘不止而转增烦躁。急迎为诊视，其脉浮沉皆有力，遂即原方加生石膏一两，煎汤服后其喘立止，烦躁亦愈，继又服从龙汤两剂以善其后。

至所谓从龙汤者，系愚新拟之方，宜用于小青龙汤后者也。其方生龙骨、生牡蛎各一两捣碎，生杭芍五钱，清半夏、苏子各四钱，牛蒡子三钱，热者酌加生石膏数钱或至一两。按：小青龙汤以驱邪为主，从龙汤以敛正为主。至敛正之药，惟重用龙骨、牡蛎，以其但敛正气而不敛邪气也观《伤寒论》中仲景用龙骨、牡蛎之方可知。

又加半夏、牛蒡以利痰,苏子以降气,芍药清热兼利小便,以为余邪之出路,故先服小青龙汤病减去十之八九,即可急服从龙汤以收十全之功也。龙骨、牡蛎,皆宜生用而不可煅用者,诚以龙为天地间之元阳与元阴化合而成,迨至元阳飞去所余元阴之质,即为龙骨说详第四期药物学讲义龙骨条下。牡蛎乃大海中水气结成,万亿相连,聚为蚝山,为其单片无孕育,故名为牡,实与龙骨同禀至阴之性以翕收为用者也。若煅之则伤其所禀之阴气,虽其质因煅少增黏涩,而翕收之力全无,此所以龙骨、牡蛎宜生用而不可煅用也。若遇脉象虚者,用小青龙汤及从龙汤时,皆宜加参,又宜酌加天冬,以调解参性之热,然如此佐以人参、天冬,仍有不足恃之时。(《医学衷中参西录·太阳病小青龙汤证》《医学衷中参西录·治伤寒方·小青龙汤解》)

案4 曾治一叟,年六十三,于仲冬得伤寒证,痰喘甚剧,其脉浮而弱,不任循按。问其平素,言有劳病,冬日恒发喘嗽。愚再三踌躇,勉强治以小青龙汤,去麻黄加杏仁、生石膏。为其脉弱,俾预购补药数种备用,服药喘稍愈。

再诊其脉微弱益甚,愚遂用龙骨、牡蛎皆不用煅、野台参、生杭芍、山萸肉去净核为方,皆所素购也。煎汤甫成,此时病人呼吸俱微,自觉气息不续,急将药饮下,气息遂可接续。愚将旋里,嘱再服药数剂,以善其后。隔三日复来迎愚,言病又反复。愚至,见其喘促异常,其脉尺部无根,寸部有热。急用酸石榴一个,连皮捣烂,煮汤,调白砂糖多半两,服之喘愈大半。又用所服原方去萸肉,仍加酸石榴一个,与药同煎好,再兑生梨自然汁半茶盅,服之喘遂大愈。盖石榴与萸肉,同系酸敛之品,而一则性温,一则性凉,此时脉象有火,故以酸石榴易萸肉,而又加生梨汁之甘寒,所以服之能效也。(《医学衷中参西录·治伤寒方·小青龙汤解》

《医学衷中参西录·山萸肉解》）

又 长男荫潮治邻庄张马村曲姓叟,年六十余,外感痰喘,十余日不能卧。医者投以小青龙汤两剂,病益加剧脉有热而不敢多加生石膏者其病必加剧。荫潮视之,其脉搏一息六至,上焦烦躁,舌上白苔满布,每日大便两三次,然非滑泻。审证论脉,似难挽回。而荫潮仍投以小青龙汤,去麻黄,加杏仁,又加野台参三钱,生龙骨、生牡蛎各五钱,生石膏一两半。一剂病愈强半,又服一剂痊愈。

按:前案但加补气之药于小青龙汤中,后案并加敛气之药于小青龙汤中,似近于少年鲁莽,而皆能挽回至险之证,亦可为用小青龙汤者多一变通之法矣。特是古今之分量不同,欲将古之分量变为今之分量,诸家之说各异。今将古小青龙汤之分量列于前,今人常用小青龙汤之分量列于后,以便人之采取。(《医学衷中参西录·用小青龙汤治外感痰喘之经过及变通之法》)

案5 曾治本村刘叟,年七旬,素有劳疾,薄受外感即发喘逆。投以小青龙汤去麻黄加杏仁、生石膏辄愈。上元节后,因外感甚重,旧病复发。五六日间,热入阳明之府,脉象弦长浮数,按之有力,却无洪滑之象此外感兼内伤之脉。投以寒解汤加潞参三钱,一剂汗出而喘愈。再诊其脉,余热犹炽。继投以白虎加人参汤,以生山药代粳米,煎一大剂,分三次温饮下,尽剂而愈。(《医学衷中参西录·伤寒风温始终皆宜汗解说》)

2. 温病

案1 曾治一室女得温病,七八日间衄血甚多,衄后身益热,且怔忡,脉甚虚数。投以大剂白虎加人参汤,生石膏重用三两,煎汤一大碗,分三次温饮下,热遂退。隔半日复衄血,病家惧甚,诊其脉甚平和,曰无须用药即愈矣,果须臾而愈。

此证若于初次衄后,不急用白虎加人参汤,清热兼补其虚,其

身热脉数,心复怔忡之状况,犹堪再衄乎!(《医学衷中参西录·治伤寒方·小青龙汤解》)

案2 辽宁小南关柴市旁,赫姓幼子,年五岁,得风温兼喘促证。

病因:季春下旬,在外边嬉戏,出汗受风,遂成温病。医治失宜,七八日间又添喘促。

证候:面红身热,喘息极迫促,痰声辘辘,目似不瞬。脉象浮滑,重按有力。指有紫纹,上透气关,启口视其舌,苔白而润。问其二便,言大便两日未行,小便微黄,然甚通利。

诊断:观此证状况已危至极点,然脉象见滑,虽主有痰亦足征阴分充足。且视其身体胖壮,知犹可治,宜用《金匮》小青龙加石膏汤,再加杏仁、川贝以利其肺气。

处方:麻黄一钱、桂枝尖一钱、生杭芍三钱、清半夏二钱、杏仁去皮,捣碎二钱、川贝母捣碎二钱、五味子捣碎一钱、干姜六分、细辛六分、生石膏捣细一两。共煎汤一大盅,分两次温服下。

方解:《金匮》小青龙加石膏汤,原治肺胀,咳而上气,烦躁而喘。然其石膏之分量,仅为麻、桂三分之二《金匮》小青龙加石膏汤,其石膏之分量原有差误,五期五卷曾详论之,而此方中之生石膏则十倍于麻、桂,诚以其面红身热,脉象有力,若不如此重用石膏,则麻、桂、姜、辛之热即不能用矣。又《伤寒论》小青龙汤加减之例,喘者去麻黄加杏仁,今加杏仁而不去麻黄者,因重用生石膏以监制麻黄,则麻黄即可不去也。

复诊:将药服尽一剂,喘愈强半,痰犹壅盛,肌肤犹灼热,大便犹未通下,脉象仍有力,拟再治以清热利痰之品。

处方:生石膏捣细二两、瓜蒌仁炒捣二两、生赭石轧细一两。共煎汤两盅,分三次,徐徐温饮下。

效果:将药分三次服完,火退痰消,大便通下,病遂痊愈。

说明:此案曾登于《名医验案类编》,何廉臣先生评此案云:风温犯肺,肺胀喘促,小儿尤多。病最危险,儿科专家,往往称为马脾风者此也。此案断定为外寒束内热,仿《金匮》小青龙加石膏汤,再加贝母开豁清泄,接方用二石、蒌仁等清镇滑降而痊。先开后降,步骤井然。惟五岁小儿能受如此重量,可见北方风气刚强,体质苗实,不比南方人之体质柔弱也。正惟能受重剂,故能奏速功。观何廉臣先生评语,虽亦推奖此案,而究嫌药量过重,致有南北分别之设想。不知此案药方之分量若作一次服,以治五岁孺子诚为过重。若分作三次服,则无论南北,凡身体胖壮之孺子皆可服也。

试观近今新出之医书,治产后温病,有一剂用生石膏半斤者矣,曾见于刘蔚楚君《证治丛录》,刘君原广东香山人也。治鼠疫病亦有一剂用生石膏半斤者矣。

案3 一室女,资禀素羸弱,得温病五六日,痰喘甚剧。治以《金匮》小青龙汤加石膏,一剂喘顿止。时届晚八点钟,一夜安稳。至寅时喘复作,不若从前之剧,而精神恍惚,心中怔忡。再诊其脉,如水上浮麻不分至数,按之即无,此将脱之候也。取药不暇,幸有预购山药两许,急煎服之,病少愈。此际已疏方取药,方系熟地四两、生山药一两、野台参五钱。而近处药房无野台参,并他参亦罄尽。再至他处,又恐误事。遂单煎熟地、山药饮之,病愈强半。一日之内,按其方连进三剂,病遂痊愈。

按:此证原当用拙拟来复汤(山茱萸二两、生龙骨一两、生牡蛎一两、生白芍六钱、野台参四钱、炙甘草二钱;主治寒温外感诸证,大病瘥后不能自复,寒热往来,虚汗淋漓;或但热不寒,汗出而热解,须臾又热又汗,目睛上窜,势危欲脱;或喘逆,或怔忡,或气虚不足以息,诸证若见一端,即宜急服。编者注),其方重用山萸肉以收脱,而当时愚在少年,其方犹未拟出,亦不知重用萸肉,而自晨至暮,共服熟地十二两,竟能救此垂危之证,熟地之功用诚伟哉!又此证初次失处,在服小青龙汤后,未用补药。愚经此证后,凡遇当用小青龙汤而脉稍弱者,服后即以补药继之。或加人参于汤中,恐其性热,可将所加之石膏加重。

又按:用熟地治寒温,恒为医家所訾。然遇其人真阴太亏,不能支持外感之热者,于治寒温药中,放胆加熟地以滋真阴,恒能挽回人命于顷刻。

又按:张氏《八阵》、赵氏《医贯》、冯氏《锦囊》皆喜重用熟地,虽外感证,亦喜用之。其立言诚有偏处。然当日必用之屡次见效,而后笔之于书。(《医学衷中参西录·治伤寒温病同用方·白虎加人参以山药代粳米汤》)

案4 邑赵家庄赵绍文,患温病。医者投以桂枝汤,觉热渴气促。又与柴胡汤,热尤甚,且增喘嗽,频吐痰涎,不得卧者六七日。医者谓病甚重,不能为矣。举家闻之,惶恐无措。伊弟绍义延为诊治。既至见病人喘促肩息,头汗自出,表里皆热,舌苔深灰,缩不能言。急诊其脉,浮数有力,重按甚空。因思此证阳明热极,阴分将竭,实为误服桂枝、柴胡之坏证。急投以白虎加人参以山药代粳米汤,更以玄参代知母。连服两剂,渴愈喘止,脉不浮数,仍然有力,舌伸能言,而痰嗽不甚见轻。继投以从龙汤(生龙骨一两、生牡蛎一两、生杭芍五钱、清半夏四钱、炒苏子四钱、炒牛蒡子三钱。主治外感痰喘,服小青龙汤,病未痊愈,或愈而复发者,继服此汤。编者注),去苏子,加人参四钱、天冬八钱。服七剂痊愈。(《医学衷中参西录·董寿山来函》)

五、小青龙加石膏汤

[**组成**] 麻黄、芍药、桂枝、细辛、甘草、干姜各三两 五味子、半夏各半升 石膏二两

[**主治**] 外感痰喘。若其外感之热，已入阳明之腑，而小青龙中之麻、桂、姜、辛诸药，实不宜用。而外感之热甚实者，宜用白虎加人参汤，若以山药代粳米，生地代知母更佳。（《医学衷中参西录·石膏解》）

[**方解**]

1.《伤寒论》小青龙汤治喘，去麻黄加杏仁者，因喘者多兼元气不能收摄，故不取麻黄之温散，而代以杏仁之苦降。至《金匮》小青龙加石膏汤，有石膏之寒凉镇重，自能监制麻黄，不使过于温散。故虽治喘而肺胀兼烦躁者，不妨仍用麻黄。为不去麻黄，所以不必加杏仁也。惟此汤与越婢加半夏汤，皆主肺胀作喘，而此汤所主之证又兼烦躁，似更热于越婢加半夏汤所主之证。乃越婢加半夏汤中石膏半斤；小青龙汤所加之石膏只二两，且又有桂枝、姜、辛诸药为越婢加半夏汤中所无，平均其药性，虽加石膏二两，仍当以热论，又何以治肺胀烦躁作喘乎？由斯知其石膏之分量必有差误。是以愚用此方时，必使石膏之分量远过于诸药之分量，而后能胜热定喘，有用此汤者尚其深思愚言哉。（《医学衷中参西录·用小青龙汤治外感痰喘之经过及变通之法》）

2. 其方外能解表，内能涤饮，以治外感痰喘诚有奇效，中风、伤寒、温病皆可用。然宜酌加生石膏，以调麻、桂、姜、辛之热方效。是以《伤寒论》小青龙汤无加石膏之例，而《金匮》有小青龙加石膏汤，所以补《伤寒论》之未备也。至愚用此汤时，遇挟有实热

者,又恒加生石膏至一两强也。(《医学衷中参西录·温病之治法详于〈伤寒论〉解》)

古人之方,恒大寒大热并用。如《伤寒论》栀子干姜汤,栀子、干姜并用;附子泻心汤,附子、黄连并用;生姜泻心汤、甘草泻心汤,皆干姜、黄连并用。又如《金匮》风引汤、小青龙加石膏汤,皆干姜、石膏并用。由斯知古方大寒、大热并用,原各具精义。

一在审病机。一证之随时更变,始终原不一致,贵以吾人之精神息息与病机相赴。如《衷中参西录》第六卷载(《医学衷中参西录·复相臣哲嗣毅武书》)。

[医案]

外感痰喘

案1　曾治奉天同善堂中孤儿院刘小四,年八岁。孟秋患温病,医治十余日,病益加剧。表里大热,喘息迫促,脉象洪数,重按有力,知犹可治。问其大便,两日未行,投以大剂白虎汤,重用生石膏二两半,用生山药一两以代方中粳米。且为其喘息迫促,肺中伏邪,又加薄荷叶一钱半以清之。俾煎汤两茶盅,作两次温饮下,一剂病愈强半,又服一剂痊愈。(《医学衷中参西录·石膏解》)

案2　邻村泊庄高氏女,年十六七,禀赋羸弱,得外感痰喘证,投以《金匮》小青龙加石膏汤,一剂而愈。至翌日忽似喘非喘,气短不足以息,诊其脉如水上浮麻,不分至数,按之即无。愚骇曰:此将脱之证也。乡屯无药局,他处取药无及,适有生山药两许,系愚向在其家治病购而未服者,俾急煎服之,下咽后气息既能接续,可容取药,仍重用生山药,佐以人参、萸肉、熟地诸药,一剂而愈。(《医学衷中参西录·山药解》)

案3　又治邻村泊庄高氏女,资禀素羸弱,得温病五六日,痰喘甚剧,投以《金匮》小青龙加石膏汤,喘顿止。时届晚八点钟,一夜安稳,至寅时喘复作,精神恍惚,心中怔忡。再诊其脉,如水上浮麻,按之即无,不分至数,此将脱之候也。急疏方,用熟地黄四两,生山药一两,野台参五钱,而近处药房无野台参并他参亦罄尽,遂单用熟地黄、生山药煎服,一日连进三剂,共用熟地黄十二两,其病竟愈此证当用三期一卷来复汤,方中重用山萸肉二两,而治此证时期方犹未拟出。当时方中若有野台参,功效未必更捷,至病愈之后,救脱之功将转归于野台参矣。(《医学衷中参西录·地黄解》)

六、麻黄杏仁甘草石膏汤

[组成] 麻黄去节,四两　杏仁去皮尖,五十个　甘草二两　石膏碎、绵裹,八两

[用法] 上四味,以水七升,先煮麻黄减二升,去上沫,纳诸药,煮取二升,去渣,温服一升。

[主治] 有温病初得作喘者,其肌肤不恶寒而发热,心中亦微觉发热,脉象浮而长者,此乃肺中先有痰火,又为风邪所袭也。宜用《伤寒论》麻杏甘石汤,而更定其分量之轻重。(《医学衷中参西录·附温病遗方》)

[方论] 方中之义,用麻黄协杏仁以定喘,伍以石膏以退热,热退其汗自止也。复加甘草者,取其甘缓之性,能调和麻黄、石膏,使其凉热之力溶和无间以相助成功,是以奏效甚捷也。

按:此方原治温病之汗出无大热者,若其证非汗出且热稍重者,用此方时,原宜因证为之变通,是以愚用此方时,石膏之分量恒为麻黄之十倍,或麻黄一钱、石膏一两,或麻黄钱半、石膏两半。遇有不出汗者,恐麻黄少用不致汗,服药后可服西药阿司匹林瓦

许以助其汗,若遇热重者,石膏又可多用。曾治白喉证及烂喉痧证_{烂喉痧证必兼温病,白喉证,亦多微兼外感,}麻黄用一钱,石膏恒重至二两,喉证最忌麻黄,而能多用石膏以辅弼之,则不惟不忌,转能借麻黄之力立见奇功也。

至于肺病之起点,恒有因感受风温,其风邪稽留肺中化热铄肺,有时肺中作痒,即连连喘嗽者,亦宜投以此汤,清其久蕴之风邪,连服数剂,其肺中不作痒,嗽喘自能减轻,再徐治以润肺清火利痰之剂,而肺病可除矣。盖此麻杏甘石汤之用处甚广,凡新受外感作喘嗽,及头疼、齿疼、两腮肿疼,其病因由于外感风热者皆可用之,惟方中药品之分量,宜因证变通耳。(《医学衷中参西录·太阳温病麻杏甘石汤证》)

按:薄荷古原名苛,以之作蔬,不以之作药,《本经》《别录》皆未载之,至唐时始列于药品,是以《伤寒论》诸方未有用薄荷者。然细审《伤寒论》之方,确有方中当用薄荷,因当时犹未列入药品,即当用薄荷之方,不得不转用他药者。试取伤寒之方论之,如麻杏甘石汤中之麻黄,宜用薄荷代之。盖麻杏甘石汤,原治汗出而喘无大热,既云无大热,其仍有热可知,有热而犹用麻黄者,取其泻肺定喘也。然麻黄能泻肺定喘,薄荷亦能泻肺定喘_{薄荷之辛能抑肺气之盛,又善搜肺风,}用麻黄以热治热,何如用薄荷以凉治热乎?又如凡有葛根诸汤中之葛根,亦可以薄荷代之。盖葛根原所以发表阳明在经之热,葛根之凉不如薄荷,而其发表之力又远不如薄荷,则用葛根又何如用薄荷乎?斯非背古训也,古人当药物未备之时,所制之方原有不能尽善尽美之处,无他,时势限之也。吾人当药物既备之时,而不能随时化裁与古为新,是仍未会古人制方之意也。医界之研究伤寒者,尚其深思愚言哉!(《医学衷中参西录·薄荷解》)

伤寒与温病始异而终同,故论者谓《伤寒论》病人阳明以后诸方,皆可用之于温病,而未传阳明以前诸方,实与温病不宜,斯说也,善则善矣。然细阅《伤寒论》诸方,愚又别有会心也。《伤寒论》谓:"太阳病,发热而渴,不恶寒者,为温病;若发汗已身灼热者,名风温;风温之为病,脉阴阳俱浮,自汗出,身重多眠睡,息必鼾,言语难出。"此仲景论温病之提纲也。乃提纲详矣,而其后未明言治温病之方,后世以为憾事。及反复详细观之,乃知《伤寒论》中原有治温病之方。汇通参观,经义自明。其第六十一节云:"发汗后,不可更行桂枝汤。汗出而喘,无大热者,可与麻杏甘石汤。"夫此节之所谓发汗后,即提纲之所谓若发汗也。此节之所谓喘,即提纲之所谓息必鼾也;由口息而喘者,由鼻息即鼾矣。此节之所谓无大热,即提纲之所谓身灼热也;为其但身灼热,是其热犹在表,心中仍无大热。两两比较,此节原与提纲之文大略相同,而皆为温病无疑也。其所以汗后不解而有种种诸病者,必其用温热之药强发其汗,以致汗出之后病转加剧。仲景恐人见其有汗误认为桂枝汤证而再投以桂枝汤,故特戒之曰不可更行桂枝汤,宜治以麻杏甘石汤。则麻杏甘石汤实为温病表证之的方,虽经误治之后,其表证尤在者,仍可用之以解表也。盖古人立言简贵,多有互文以见义者。为此节所言之病状即温病提纲所言之病状,故此节不再申明其为温病。为提纲未言治法,而此节特言明治法,以补提纲所未备。此将二节相并读之,无待诠解自明也。然此所论者,风温初得之治法提纲明言风温之为病。若至冬伤于寒及冬不藏精至春乃发之温病,或至夏秋乃发之温病,恒有初发之时即于表证无涉者,又不必定用麻杏甘石汤也。

或问:此节经文注疏家有疑其有差误者,以为既言汗出,何以复用麻黄?既无大热,何以重用石膏?此诚可疑之点,敢以相质。

答曰：此方之用麻黄者，原藉以治喘，兼以助石膏之力使达于表也。用石膏者，虽藉以清热，亦以调麻黄之性使不过发也。盖此证之热在胃者少，在胸者多，胸居上焦，仍为太阳部位，即此证仍属表证。方中麻黄、石膏并用，石膏得麻黄则凉不留中，麻黄得石膏则发有监制。服后药力息息上达，旋转于膺胸之间，将外感邪热徐徐由皮毛透出，而喘与汗遂因之自愈。仲景制方之妙，实具有化机，而又何疑乎！且石膏性微寒，原非大寒，《本经》载有明文，是以白虎汤用之以清阳明之大热，必佐以知母而后能建奇功。为此证无大热，所以不用知母也。况此节之文两见于《伤寒论》，所微异者，一在发汗后，一在下后也。岂一节之文差，而两节之文皆差乎？特是此节经文虽无差误，而愚用麻杏甘石汤时，于麻黄、石膏之分量恒有变通。原方分量，石膏为麻黄之两倍。而愚遇此证热之剧者，必将麻黄减轻，石膏加重，石膏恒为麻黄之十倍；即其热非剧，石膏之分量亦必五倍于麻黄也。（《医学衷中参西录·〈伤寒论〉中有治温病初得方用时宜稍变通说》）

至于温病，在上古时，原与中风、伤寒统名之为伤寒，是以秦越人《难经》有伤寒有五之说。至仲景著《伤寒论》，知温病初得之治法，原与中风、伤寒皆不同，故于太阳篇首即明分为三项，而于温病复详细论之，此仲景之医学，较上古有进步之处也。

论温病之开端，亦冠以太阳病三字者，因温病亦必自太阳此是足太阳非手太阳，彼谓温病入手经不入足经者，果何所据也入也。然其化热最速，不过数小时即侵入阳明，是以不觉恶寒转发热而渴也。治之者不知其为温病，而误以热药发之，竟至汗出不解而转增其灼热，则即此不受热药之发表，可确定其名为风温矣。其脉阴阳俱浮者，像风之飘扬也；自汗出者，热随浮脉外透也；身重者，身体经热酸软也；多眠睡者，精神经热昏沉也；语言难出者，上焦有热而舌肿胀也。

按：风温之外，又有湿温病与伏气化热温病，而提纲中只论风温者，因湿温及伏气化热之温，其病之起点亦恒为风所激发，故皆可以风温统之也。

又按：夫中风、伤寒、温病特立三大提纲，已并列于篇首，至其后则于治中风治伤寒之方首仍加提纲，以彼例此，确知此节之文原为温病之方，另加提纲无疑，即麻杏甘石汤为治温病之方无疑也。盖当仲景时，人之治温病者，犹混温病于中风、伤寒之中，于病初得时，未细审其发热不恶寒，而以温热之药发之，是以汗后不解。或见其发热不恶寒，误认为病已传里，而竟以药下之，是以百六十三节，又有下后不可更行桂枝汤云云。所稍异者，一在汗后，一在下后，仲景恐人见其汗出再误认为桂枝证，故切戒其不可更行桂枝汤，而宜治以麻杏甘石汤。盖伤寒定例，凡各经病证误服他药后，其原病犹在者，仍可投以正治之原方，是以百零三节云，凡柴胡汤病证而下之，若柴胡证不罢者复与小柴胡汤。以此例彼，知麻杏甘石汤为救温病误治之方，实即治温病初得之主方，而欲用此方于今日，须将古方之分量稍有变通。（《医学衷中参西录·太阳温病麻杏甘石汤证》）

由斯知《伤寒论》一书，原以中风、伤寒、温病平分三项，特于太阳首篇详悉言之，以示人以入手之正路。至后论治法之处，则三项中一切诸证皆可浑统于六经，但言某经所现之某种病宜治以某方，不复别其为中风、伤寒、温病，此乃纳繁于简之法，亦即提纲挈领之法也。所尤当知者，诸节中偶明言中风者，是确指中风而言；若明言为伤寒者，又恒统中风、温病而言。以伤寒二字为三项之总称，其或为中风，或为伤寒，或为温病，恒于论脉之处有所区别也。至于六经分编之中，其方之宜于温病者不胜举，今将其显然可见者约略陈之于下。一为麻杏甘石汤。其方原治汗出而喘无大热者。以治温病,不必有汗与喘之兼证也,但其外表未解,内有蕴热者即可用。然用时须斟酌其热之轻重。热之轻者,麻黄宜用钱半,石膏宜用六钱石膏必须生用,若煅之则闭人血脉断不可用;若热之重者,麻黄宜用一钱,石膏宜用一两。至愚用此方时,又恒以薄荷叶代麻黄薄荷叶代麻黄时,其分量宜加倍,服后得微汗,其病即愈。盖薄荷叶原为温病解表最良之药,而当仲师时犹未列于药品,故当日不用也。(《医学衷中参西录·温病之治法详于〈伤寒论〉解》)

若《伤寒论》之麻杏甘石汤,诚为治外感喉证之佳方也。特是,其方原非治喉证之方,是以方中石膏仅为麻黄之两倍,若借以治外感喉证,则石膏当十倍于麻黄。若遇外感实火炽盛者,石膏尤宜多加方为稳妥。是以愚用此方以治外感喉证时,麻黄不过用至一钱,而生石膏恒用至两余,或重用至二两也。然此犹论喉证之红肿不甚剧者,若至肿甚有碍呼吸,不惟麻黄不可用,即薄荷亦不可用,是以治此证方中只用连翘、芦根也。以上所论者,无论内伤、外感,皆咽喉证之属热者也。而咽喉中之变证,间有真寒假热者,又当另议治法。五期四卷载有治此等咽喉证之验案可参观。(《医学衷中参西录·温病门·温疹兼喉痧》)

[医案]

1. 喘证

邻村高边务孙连衡,年三十许,自初夏得喘证。动则作喘,即安居呼吸亦似迫促,服药五十余剂不愈。医者以为已成肺痨诿为不治。闻愚回籍求为诊治,其脉浮而滑,右寸关尤甚,知其风与痰互相胶漆滞塞肺窍也。为开麻杏甘石汤,麻黄三钱,杏仁三钱,生石膏一两,甘草钱半,煎汤送服苦葶苈子炒熟二钱,一剂而喘定。

继又服利痰润肺少加表散之剂,数服痊愈。(《医学衷中参西录·临证随笔》)

2. 温病

案 1 北平大陆银行理事林农孙,年近五旬,因受风温,虽经医治愈,而肺中余热未清,致肺阴铄耗,酿成肺病,屡经医治无效,其脉一息五至,浮沉皆有力,自言喉连肺际,若觉痒则咳嗽顿发,剧时连嗽数十声,周身汗出,必吐出若干稠痰其嗽始止。问其心中常觉发热,大便燥甚,四五日一行,因悟其肺际作痒,即顿发咳嗽者,必其从前病时风邪由皮毛袭入肺中者,至今犹未尽除也。因其肺中风热相助为虐,宜以麻黄祛其风,石膏清其热,遂为开麻杏甘石汤方,麻黄用钱半,生石膏用两半,杏仁三钱、甘草二钱。煎服一剂,咳嗽顿愈。

诊其脉仍有力,又为开善后之方,用生山药一两、北沙参、天花粉、天冬各五钱,川贝、射干、苏子、甘草各二钱,嘱其多服数剂,肺病可从此除根。

后阅旬日,愚又赴北平,林农孙又求诊视,言先生去后,余服所开善后方,肺痒咳嗽仍然反复,遂仍服第一次方,至今已连服十剂,心中热已退,仍分毫不觉药凉,肺痒咳嗽皆愈,且饮食增加,大便亦不甚干燥。闻其所言,诚出愚意料之外也。

再诊其脉已不数,仍似有力,遂将方中麻黄改用一钱、石膏改用一两、杏仁改用二钱、又加生怀山药六钱,俾煎汤接续服之,若服之稍觉凉时,即速停止。后连服七八剂似稍觉凉,遂停服,肺病从此痊愈。

按:治肺痨投以麻黄杏仁甘草石膏汤,且用至二十余剂,竟将肺痨治愈,未免令阅者生疑,然此中固有精细之理由在也。盖肺病之所以难愈者,为治者但治其目前所现之证,而不深究其病因也。如此证原以外感受风成肺痨,且其肺中作痒,犹有风邪存留肺中,且为日既久则为锢闭难出之风邪,非麻黄不能开发其锢闭之深,惟其性偏于热,于肺中蕴有实热者不宜,而重用生石膏以辅弼之,既可解麻黄之热,更可清肺中久蕴之热,以治肺热有风痨嗽者,原为正治之方,故服之立时见功。至于此药,必久服始能拔除病根,且久服麻黄、石膏而无流弊者,此中又有理由在。盖深入久锢之风邪,非屡次发之不能透,而伍以多量之石膏以为之反佐,俾麻黄之力惟旋转于肺脏之中,不至直达于表而为汗,此麻黄久服无弊之原因也。至石膏性虽寒凉,然其质重气轻,煎入汤剂毫无汁浆_{无汁浆即是无质},其轻而且凉之气,尽随麻黄发表之力外出,不复留中而伤脾胃,此石膏久服无弊之原因也。所遇之证,非如此治法不愈,用药即不得不如此也。(《医学衷中参西录·太阳温病麻杏甘石汤证》)

案 2　马心琢,天津城里乡祠前皮局工人,年二十八岁,于季秋得温病兼喉痧痰喘证。

病因:初因外出受风感冒甚微,医者用热药发之,陡成温病,而喉病喘病遂同时发现。

证候:表里俱壮热,喘逆咳嗽,时吐痰涎,咽喉左边红肿作疼_{即西人所谓扁桃体炎}。其外边项左侧亦肿胀,呼吸皆有窒碍。为其病喉且兼喘逆,则吸气尤形困难,必十分努力始能将气吸入。其舌苔白而薄,中心微黄。小便赤涩,大便四日未行。其脉左右皆弦长,右部重诊有力,一分钟九十六至。

诊断:此乃外感之热已入阳明之腑,而冲气又挟胃气、肝火上冲也。为其外感之热已入阳明之腑,是以右脉之力胜于左脉,为其冲气挟胃气、肝火上冲,是以左右脉皆弦长。病现喘逆及咽喉肿疼,其肿痛偏左者,正当肝火上升之路也。拟治以麻杏甘石汤,兼加镇冲降胃,纳气利痰之品以辅之,又宜兼用针刺放血以救目前之急。

处方:麻黄一钱、生石膏捣细二两、生赭石轧细一两、生怀山药八钱、杏仁去皮,炒捣三钱、连翘三钱、牛蒡子捣碎三钱、射干二钱、甘草一钱。共煎汤两盅,分两次温服。又于未服药之前,用三棱针刺其两手少商出血,用有尖小刀刺其咽喉肿处,开两小口令其出血,且用硼砂、西药盐酸加里融以三十倍之水,俾其含漱。又于两手合谷处为之行针。其咽喉肿处骤然轻减,然后服药。

复诊:将药服后,其喘顿愈强半,呼吸似无妨碍,表里之热亦愈强半。脉象亦较前平和,其右部仍然有力。胸膈似觉郁闷,有时觉气上冲,仍然咳嗽,大便犹未通下。拟再治以开郁降气,清热理嗽之剂。

处方:糖瓜蒌切碎二两、生石膏捣细一两、生赭石轧细五钱、生杭芍三钱、川贝母三钱、碎竹茹三钱、牛蒡子捣碎三钱。共煎汤一大盅,温服。

效果:将药煎服一剂,大便通下,诸病皆愈。唯一日之间犹偶有咳嗽之时,俾用川贝母细末和梨蒸食之,以善其后。说明:凡用古人成方治病,其药味或可不动,然必细审其药之分量或加或减,俾与病机相宜。如麻杏甘石汤原方,石膏之分量仅为麻黄之两倍,而此证所用麻杏甘石汤则石膏之分量二十倍于麻黄矣。盖《伤寒论》之麻杏甘石汤原非为治喉证而设,今借之以治喉证。原用麻黄以散风定喘,又因此证之喉肿太甚,有碍呼吸而方中犹用麻黄,原为行险之道,故麻黄仅用一钱,而又重用生石膏二两以监制之。且于临服药时先用刀开其患处,用针刺其少商与合谷,此所以于险中求稳也。尝闻友人杨达夫言,有一名医深于《伤寒论》,自著有《注解伤寒论》之书行世,偶患喉证,自服麻杏甘石汤竟至不起,使其用麻杏甘石汤时,亦若愚所用者如此加减,又何患喉证不愈乎?纵使服药不能即愈,又何至竟不起乎?由此知非古人之方误人。麻杏甘石汤原为发汗后及下后,汗出而喘,无大热者之的方,原未言及治喉证也。而欲借之以治喉证,能勿将药味之分量为之加减乎?尝总核《伤寒论》诸方用于今日,大抵多稍偏于热,此非仲景之不善制方也。自汉季至今,上下相隔已一千六百余年,其天地之气化,人生之禀赋,必有不同之处,是以欲用古方皆宜细为斟酌也。(《医学衷中参西录·温病门·温病兼喉痧痰喘》)

瘟疫之证,虽宜重用寒凉,然须谨防其泄泻。若泄泻,则气机内陷,即无力托毒外出矣。是以愚用大剂寒凉,治此等证时,必分三四次徐徐温服下,俾其药力长在上焦,及行至下焦,其寒凉之性已为内热所化,自无泄泻之弊。而始终又须以表散之药辅之,若薄荷、连翘、蝉蜕、僵蚕之类,则火消毒净,疹愈之后亦断无他患矣。至若升麻、羌活之药,概不敢用。

案3　又治沧州益盛铁工厂翻砂工人孙连瑞肺脏受风,咳嗽吐痰。医者投以散风利痰之剂,中有毛橘红二钱,服后即大口吐血,咳嗽益甚。其脉浮而微数,右部寸关皆有力。投以《伤寒论》麻杏甘石汤,方中生石膏用一两,麻黄用一钱,煎汤送服旱三七细末二钱。一剂血止。又去三七,加丹参三钱,再服一剂,痰嗽亦愈。方中加丹参者,恐其经络中留有瘀血,酿成异日虚劳之证,故加丹参以化之。

橘红为虚劳温病之禁药,不彰彰可考哉。而医者习惯用之,既不能研究其性于平素,至用之病势增进,仍不知为误用橘红所致,不将梦梦终身哉。喻南昌曰,"彼病未除,我心先瘁",是诚仁人之言,凡我医界同人,倘其不惜脑力心血,以精研药性于居恒,更审机察变于临证,救人之命即以造己之福,岂不美哉。(《医学

衷中参西录·虚劳温病皆忌橘红说》》

七、麻黄连轺赤小豆汤

[组成]　麻黄去节,二两　连轺(连翘根是也)二两　杏仁去皮尖,四十个　赤小豆一升　大枣擘,十二枚　生梓白皮切,一升　生姜二两　甘草炙,二两

[主治]　伤寒瘀热在里,身必黄。麻黄连轺赤小豆汤主之。

[用法]　上八味,以潦水一斗,先煮麻黄,再沸,去上沫,纳诸药,煮取三升,去滓,分温三服,半日服尽。

按:连轺非连翘,乃连翘根也。其性凉能泻热,兼善利湿,后世改用连翘则性不同矣。赤小豆,即作饭之小豆,形如绿豆而色赤者,非南来之红豆也。梓白皮,药局无鬻者,有梓树处自加之可也。陈修园云,若无梓白皮,可以茵陈代之。

唐容川曰:在里言在肌肉中,对皮毛而言则为在里也。肌是肥肉,气分所居;肉是瘦肉,血分所藏。若热入肌肉,令气血相蒸则汗滞不行,是名瘀热。气瘀则为水,血瘀则为火,水火蒸发于肌肉中,现出土之木色,是以发黄。故用麻黄、杏仁发皮毛以散水于外,用梓白皮以利水于内,梓白皮像人之膜,人身肥肉均生于膜上,膜中通利,水不停,汗则不蒸热,故必利膜而水乃下行,此三味是去水分之瘀热也。连轺散血分之热,赤豆疏血分之结,观仲景赤小豆当归散是疏结血,则此处亦同,此二味是去血分之瘀热也。尤必用甘、枣、生姜宣胃气,协诸药使达于肌肉,妙在潦水是云雨既解之水,用以解水火之蒸郁为切当也。即方观证,而义益显明。

[方论]　仲景方中所用之连轺,乃连翘之根,即《本经》之连根也。其性与连翘相近,其发表之力不及连翘,而其利水之力则

胜于连翘,故仲景麻黄连轺赤小豆汤用之,以治瘀热在里,身将发黄,取其能导引湿热下行也。(《医学衷中参西录·连翘解》)

至外感黄疸,约皆身有大热。乃寒温之热,传入阳明之腑,其热旁铄,累及胆脾,或脾中素有积湿,热入于脾与湿合,其湿热蕴而生黄,外透肌肤而成疸;或胆中所寄之相火素炽,热入于胆与火并,其胆管因热肿闭,胆汁旁溢混于血中,亦外现成疸。是以仲景治外感黄疸有三方,皆载于《伤寒论》阳明篇,一为茵陈蒿汤,二为栀子柏皮汤,三为麻黄连轺赤小豆汤,皆胆脾并治也。且统观仲景治内伤、外感黄疸之方,皆以茵陈蒿为首方。诚以茵陈蒿为青蒿之嫩者,其得初者生发之气最早,且性凉色青,能入肝胆,既善泻肝胆之热,又善达肝胆之郁,为理肝胆最要之品,即为治黄疸最要之品。然非仲景之创见也,《本经》茵陈蒿列为上品,其主治之下早明言之矣。以西人剖验后知之病因,早寓于中华五千年前开始医学之中也。

八、乌 头 汤

[组成]　麻黄、芍药、黄芪各三两　甘草炙,三两　川乌五枚　蜂蜜二升

[主治]　病历节,不可屈伸,疼痛,乌头汤主之。乌头汤方,治脚气疼痛,不可屈伸。

[方论]　种附子于地,其当年旁生者为附子,其原种之附子则成乌头矣。乌头之热力减于附子,而宣通之力较优,故《金匮》治历节风有乌头汤;治心痛彻背、背痛彻心有乌头赤石脂丸,治寒疝有乌头煎、乌头桂枝汤等方。若种后不旁生附子,惟原种之本长大,若蒜之独头无瓣者,名谓天雄,为其力不旁溢,故其温补力更大而独能称雄也。今药房中所鬻之乌附子,其片大而且圆

者即是天雄,而其黑色较寻常附子稍重,盖因其力大而色亦稍变也。附子、乌头、天雄,皆反半夏。(《医学衷中参西录·附子乌头天雄解》)

九、厚朴麻黄汤

[组成] 厚朴五两 麻黄四两 石膏如鸡子大 杏仁半升 半夏半升 干姜二两 细辛二两 小麦一升 五味子半升

[主治] 咳而脉浮者,厚朴麻黄汤主之。

[方论] 厚朴味苦辛,性温。治胃气上逆,恶心呕哕,胃气郁结胀满疼痛,为温中下气之要药。为其性温味又兼辛,其力不但下行,又能上升外达,故《本经》谓其主中风伤寒头痛,《金匮》厚朴麻黄汤,用治咳而脉浮。与橘、夏并用,善除湿满;与姜、术并用,善开寒痰凝结;与硝、黄并用,善通大便燥结;与乌药并用,善治小便因寒白浊。味之辛者属金,又能入肺以治外感咳逆;且金能制木,又能入肝、平肝木之横恣以愈胁下掀痛;其色紫而含有油质,故兼入血分,甄权谓其破宿血,古方治月闭亦有单用之者。诸家多谓其误服能脱元气,独叶香岩谓"多用则破气,少用则通阳",诚为确当之论。(《医学衷中参西录·厚朴解》)

十、越婢加半夏汤

[组成] 麻黄六两 石膏半斤 生姜三两 大枣十五枚 甘草二两 半夏半升

[主治] 咳而上气,此为肺胀,其人喘,目如脱状,脉浮大者,越婢加半夏汤主之。

[医案]

神昏

一叟,年近七旬。素有劳嗽,初冬宿病发动,又兼受外感,痰涎壅滞胸间,几不能息。剧时昏不知人,身躯后挺。诊其脉,浮数无力。为制此汤(加味越婢加半夏汤:麻黄二钱、煅石膏三钱、生山药五钱、带心寸麦冬四钱、清半夏三钱、炒牛蒡子三钱、玄参三钱、甘草一钱五分、大枣三枚、生姜三片。主治素患劳嗽,因外感袭肺,而劳嗽益甚,或兼喘逆,痰涎壅滞者。编者注),一剂气息通顺,将麻黄,石膏减半,又服数剂而愈。(《医学衷中参西录·治温病方·加味越婢加半夏汤》)

或问:子尝谓石膏宜生用,不宜煅用。以石膏寒凉之中,原兼辛散,煅之则辛散之力变为收敛,服之转可增病。乃他方中,石膏皆用生者,而此独用煅者何也?答曰:此方所主之病,外感甚轻,原无大热。方中用麻黄以祛肺邪,嫌其性热,故少加石膏佐之。且更取煅者,收敛之力,能将肺中痰涎凝结成块,易于吐出。此理从用煅石膏点豆腐者悟出,试之果甚效验。后遇此等证,无论痰涎如何壅盛,如何杜塞,投以此汤(加味越婢加半夏汤:麻黄二钱、煅石膏三钱、生山药五钱、带心寸麦冬四钱、清半夏三钱、炒牛蒡子三钱、玄参三钱、甘草一钱五分、大枣三枚、生姜三片。主治素患劳嗽,因外感袭肺,而劳嗽益甚,或兼喘逆,痰涎壅滞者。编者注),须臾,药方行后,莫不将痰涎结成小块,连连吐出,此皆煅石膏与麻黄并用之效也。若以治寒温大热,则断不可煅。若更多用则更不可煅也煅石膏用于此方,且止三钱,自无妨碍,然愚后来志愿,欲全国药房皆不备煅石膏,后又用此方者,若改用生石膏四钱,更佳。(《医学衷中参西录·治温病方·加味越婢加半夏汤》)

第三章

桂枝汤和麻黄汤合方

一、桂枝二麻黄一汤

[组成] 桂枝去皮,一两十七铢 芍药一两六铢 麻黄去节,十六铢 生姜切,一两六铢 杏仁去皮尖,十六个 甘草炙,一两二铢 大枣擘,五枚

[主治] 太阳病,服桂枝汤,大汗出,脉洪大,形似疟,一日再发者。

二、桂枝二越婢一汤

[组成] 桂枝去皮、芍药、麻黄、甘草炙,各十八铢 大枣擘,四枚 生姜切,一两二铢 石膏碎、绵裹,二十四铢

[主治] 太阳病,发热恶寒,脉微弱者。

[鉴别]

加味越婢加半夏汤

治素患痨嗽,因外感袭肺,而痨嗽益甚,或兼喘逆,痰涎壅滞者。

麻黄二钱、石膏煅捣三钱、生山药五钱、寸麦冬带心四钱、清半夏三钱、牛蒡子炒捣三钱、玄参三钱、甘草一钱五分、大枣三枚劈

开、生姜三片。

《伤寒论》有桂枝二越婢一汤,治太阳病发热恶寒,热多寒少。《金匮》有越婢汤(麻黄、石膏、生姜、甘草、大枣,编者注)治受风水肿。有越婢加半夏汤,治外感袭肺,致肺中痰火壅滞,胀而作喘。今因其人素患痨嗽,外感之邪与肺中蕴蓄之痰,互相胶漆,壅滞肺窍,而痨嗽益甚。故用越婢加半夏汤,以祛外袭之邪。而复加山药、玄参、麦冬、牛蒡子,以治其痨嗽。此内伤外感兼治之方也。(《医学衷中参西录·治温病方·加味越婢加半夏汤》)

[**方论**]　西人谓:胆汁渗入十二指肠,能助小肠消化食物。此理《内经》未尝言之,似为中医疏忽之处,不知后世名医曾言之矣。吴鞠通《医医病书》曰:胆无出路,借小肠以为出路。此非谓胆汁能入小肠乎?至于胆汁能化食之说,中医书中亦早寓其理。《神农本草经》之论柴胡也,谓:能去肠胃中结气,饮食积聚,寒热邪气,推陈致新。夫柴胡为少阳胆经之主药,而其功效多见于肠胃者,为其善理肝胆,使胆汁流通无滞,自能入于肠中消化食物积聚,以成推陈致新之功也。至于徐灵胎注《本经》则以"木能疏土"解之,是谓肝胆属木、脾胃属土。徐氏既云"木能疏土",是明谓肝胆能助肠胃化食,而胆汁能助小肠化食之理,即在其中矣。

或问:太阳病,发热恶寒,热多寒少,脉微弱者,此无阳也,不可发汗,宜桂枝二越婢一汤。夫既曰无阳,何以复用石膏?既曰不可发汗,何以复用麻黄?答曰:人之血分属阴,气分属阳,无阳从脉微弱看出,是言其气分不足也。盖证既热多寒少,其脉原当有力,若脉果有力时,可直投以越婢汤(麻黄、石膏、生姜、甘草、大枣,编者注)矣,或麻杏甘石汤。今因其气分虚而脉象微弱,故用桂枝助其脉凡脉之微弱者服桂枝则脉大,以托肌肉中外感之邪外出,随麻黄以达于皮毛也。其云不可发汗者,盖证只宜解肌。麻黄发汗之力虽猛,然所用甚少,且有石膏凉之、芍药敛之,是以服药之后,只为解肌之小汗,而不至于为淋漓之大汗也。(《医学衷中参西录·医话拾零·诊余随笔》)

第四章

桂枝甘草汤类方

一、桂枝甘草龙骨牡蛎汤

[组成] 桂枝_{去皮},一两　甘草_炙,二两　牡蛎_熬,二两　龙骨二两

[主治] 火逆,下之,因烧针烦躁者,桂枝甘草龙骨牡蛎汤主之。

[方论] 徐灵胎曰:龙得天地元阳之气以生,藏时多,见时少,其性至动而能静,故其骨最黏涩,能收敛正气,凡心神耗散、肠胃滑脱之疾皆能已之。且敛正气而不敛邪气,所以仲景于伤寒之邪气未尽者亦用之。

陈修园曰:痰,水也,随火而上升,龙属阳而潜于海,能引逆上之火,泛滥之水下归其宅,若与牡蛎同用,为治痰之神品,今人只知其性涩以收脱,何其浅也。

王洪绪谓:龙骨宜悬于井中,经宿而后用之。观此,可知龙骨不宜煅用也。愚用龙骨约皆生用,惟治女子血崩,或将流产,至极危时恒用煅者,取其涩力稍胜,以收一时之功也。(《医学衷中参西录·龙骨解》)

二、桂枝加桂汤

[组成]　桂枝去皮,五两　芍药三两　生姜切,三两　甘草炙,二两　大枣擘,十二枚

[主治]　烧针令其汗,针处被寒,核起而赤者,必发奔豚,气从少腹上冲心者。

[鉴别]

1.升陷汤

此证虽大气下陷,而初则实兼不纳气也。升麻、柴胡、桔梗虽能升气,实与不纳气之证有碍,用之恐其证仍反复。惟桂枝性本条达,能引脏腑之真气上行,而又善降逆气。仲景苓桂术甘汤,用之以治短气,取其能升真气也。桂枝加桂汤,用之以治奔豚,取其能降逆气也。且治咳逆上气吐吸喘也,《本经》原有明文。既善升陷,又善降逆,用于此证之中,固有一无二之良药也。(《医学衷中参西录·治大气下陷方·升陷汤》)

2.阳旦汤

阳旦汤即桂枝加桂汤再加附子,诚如君所言者。盖此系他医所治之案,其失处在证原有热,因脚挛误认为寒,竟于桂枝中增桂加附,以致汗出亡阳,遂至厥逆,仲景因门人之问,重申之而明其所以厥逆之故,实因汗出亡阳。若欲挽回此证使至夜半可愈,宜先急用甘草干姜汤以回其阳;虽因汗多损液以致咽干,且液伤而大便燥结成阳明之谵语,亦不暇顾。迨夜半阳回脚伸,惟胫上微拘急,此非阳之未回,实因液伤不能濡筋也。故继服芍药甘草汤以复其津液,则胫上拘急与咽喉作干皆愈。更用承气汤以通其大便,则谵语亦遂愈也。所用之药息息与病机相赴,故病虽危险可

挽回也。(《医学衷中参西录·论〈伤寒论〉大柴胡汤原当有大黄无枳实》)

[**方论**] 桂枝味辛微甘,性温。力善宣通,能升大气即胸之宗气,降逆气如冲气肝气上冲之类,散邪气如外感风寒之类。仲景苓桂术甘汤用之治短气,是取其能升也;桂枝加桂汤用之治奔豚,是取其能降也;麻黄、桂枝、大小青龙诸汤用之治外感,是取其能散也。而《本经》论牡桂即桂枝,开端先言其主咳逆上气,似又以能降逆气为桂枝之特长,诸家本草鲜有言其能降逆气者,是用桂枝而弃其所长也。(《医学衷中参西录·桂枝解》)

或问:理肝之药莫如柴胡,其善舒肝气之郁结也。今治胁疼两方中皆用桂枝而不用柴胡,将毋另有取义?答曰:桂枝与柴胡虽皆善理肝,而其性实有不同之处。如此证之疼肇于胁下,是肝气郁结而不舒畅也,继之因胁疼累及胃中亦疼,是又肝木之横恣而其所能胜也。柴胡能舒肝气之郁,而不能平肝木之横恣,桂枝其气温升温升为木气,能舒肝气之郁结则胁疼可愈,其味辛辣辛辣为金味,更能平肝木横恣则胃疼亦可愈也。惟其性偏于温,与肝血虚损有热者不宜,故特加龙胆草以调剂之,俾其性归和平而后用之,有益无损也。不但此也,拙拟两方之要旨,不外升肝降胃,而桂枝之妙用,不但为升肝要药,实又为降胃要药。《金匮》桂枝加桂汤,治肾邪奔豚上干直透中焦,而方中以桂枝为主药,是其能降胃之明征也。再上溯《神农本草经》,谓桂枝主上气咳逆及吐吸吸不归根即吐出,即后世所谓喘也,是桂枝原善降肺气,然必胃气息息下行,肺气始能下达无碍。细绎经旨,则桂枝降胃之功用,更可借善治上气咳逆吐吸而益显也。盖肝升胃降,原人身气化升降之常,顺人身自然之气化而调养之,则有病者自然无病,此两方之中所以不用柴胡皆用桂枝也。(《医学衷中参西录·肢体疼痛门·胁

下疼兼胃口疼》)

[医案]

奔豚

张继武,住天津河东吉家胡同,年四十五岁,业商,得冲气上冲兼奔豚证。

病因:初秋之时,患赤白痢证,医者两次用大黄下之,其痢愈而变为此证。

证候:每夜间当丑寅之交,有气起自下焦挟热上冲,行至中焦觉闷而且热,心中烦乱,迟十数分钟其气上出为呃,热即随之消矣。其脉大致近和平,惟两尺稍浮,按之不实。

诊断:此因病痢时,连服大黄下之,伤其下焦气化,而下焦之冲气遂挟肾中之相火上冲也。其在丑寅之交者,阳气上升之时也。宜用仲师桂枝加桂汤加减治之。

处方:桂枝尖四钱、生怀山药一两、生芡实捣碎六钱、清半夏水洗三次四钱、生杭芍四钱、生龙骨捣碎四钱、生牡蛎捣碎四钱、生麦芽三钱、生鸡内金黄色的捣二钱、黄柏二钱、甘草二钱。

共煎汤一大盅,温服。

效果:将药煎服两剂,病愈强半,遂即原方将桂枝改用三钱,又加净萸肉、甘枸杞各四钱,连服三剂痊愈。

说明:凡气之逆者可降,郁者可升,惟此证冲气挟相火上冲,则升降皆无所施。桂枝一药而升降之性皆备,凡气之当升者遇之则升,气之当降者遇之则降,此诚天生使独而为不可思议之妙药也;山药、芡实皆能补肾,又皆能敛戢下焦气化,龙骨、牡蛎亦收敛之品,然敛正气而不敛邪气,用于此证初无收敛过甚之虞,此四药并用,诚能于下焦之气化培养而镇安之也;用芍药、黄柏者,一泻肾中之相火,一泻肝中之相火,且桂枝性热,二药性凉,凉热相济,方能奏效;用麦芽、鸡内金者,所以运化诸药之力也;用甘草者,欲以缓肝之急,不使肝木助气冲相火上升也。至于服药后病愈强半,遂减轻桂枝加萸肉、枸杞者,俾肝肾壮旺自能扫除病根。至医界同人,或对于桂枝升降之妙用而有疑义者,观本书三期二卷参赭镇气汤后所载单用桂枝治愈之案自能了然。(《医学衷中参西录·气病门·冲气上冲兼奔豚》)

三、炙甘草汤

[组成]　甘草炙,四两　生姜切,三两　桂枝去皮,三两　人参二两　生地黄一斤　阿胶二两　麦门冬半升　麻子仁半升　大枣擘,三十枚

[用法]　上九味,以清酒七升,水八升,先煮八味,取三升,去滓,纳胶,烊化消尽,温服一升,日三服,一名复脉汤。

[主治]　《伤寒论》原文:伤寒脉结代,心动悸,炙甘草汤主之。(《医学衷中参西录·太阳病炙甘草汤证》)

仲景治伤寒脉结代者,用炙甘草汤,诚佳方也。愚治寒温,若其外感之热不盛,遇此等脉,即遵仲景之法。若其脉虽结代,而外感之热甚实者,宜用白虎加人参汤,若以山药代粳米,生地代知母更佳。(《医学衷中参西录·石膏解》)

[鉴别]

1. 竹叶石膏汤

竹叶石膏汤,原寒温大热退后,涤余热、复真阴之方。故其方不列于六经,而附载于六经之后。其所以能退余热者,不恃能用石膏,而恃石膏与参并用。盖寒温余热,在大热铄涸之余,其中必兼有虚热。石膏得人参,能使寒温后之真阴顿复,而余热自消,此

仲景制方之妙也。又麦冬甘寒黏滞,虽能为滋阴之佐使,实能留邪不散,致成痨嗽。而惟与石膏、半夏并用,则无忌,诚以石膏能散邪,半夏能化滞也。或疑炙甘草汤亦名复脉汤中亦有麦冬,却无石膏、半夏。然有桂枝、生姜之辛温宣通者,以驾驭之,故亦不至留邪。彼惟知以甘寒退寒温之余热者,安能援以为口实哉!又按:上焦烦热太甚者,原非轻剂所能疗。而投以重剂,又恐药过病所,而病转不愈。惟用重剂,徐徐饮下,乃为合法。(《医学衷中参西录·治伤寒温病同用方·仙露汤》)

2. 白虎加人参以山药代粳米汤

又仲景治伤寒脉结代者,用炙甘草汤,诚佳方也。愚治寒温,若其外感之热不盛,遇此等脉,即遵仲景之法。若其脉虽结代,而外感之火甚实者,亦用白虎加人参以山药代粳米汤。

一叟年六旬余。于孟冬得伤寒证,五六日间,延愚诊视。其脉洪滑,按之亦似有力。表里俱觉发热,间作呻吟,又兼喘逆,然不甚剧。投以白虎汤,一剂大热稍减。再诊其脉,或七八动一止,或十余动一止,两手皆然,而重按无力。遂于原方中加人参八钱,兼师炙甘草汤中用干地黄之意,以生地代知母。煎汁两盅,分二次温饮下,脉即调匀,且较前有力,而热仍如故。从前方中生石膏二两遂加倍为四两,煎汁一大碗,俾徐徐温饮下,尽剂而愈。

按:治此证时,愚习用白虎汤,而犹未习用白虎汤加参也。自此以后,凡年过六旬之人,即脉甚洪实,用白虎汤时,亦必少加人参二三钱。(《医学衷中参西录·治伤寒温病同用方·白虎加人参以山药代粳米汤》)

[**方论**] 脉之跳动,偶有止时,其止无定数者为结,言其脉结而不行,是以中止也;止有定数者曰代,言其脉至此即少一跳动,必需他脉代之也。二脉虽皆为特别病脉,然实有轻重之分,盖结

脉止无定数,不过其脉偶阻于气血凝滞之处,而有时一止,是以为病犹轻;至代脉则止有定数,是脏腑中有一脏之气内亏,不能外达于脉之部位,是以为病甚重也。其心动悸者,正其结代脉之所由来也。(《医学衷中参西录·太阳病炙甘草汤证》)

按:炙甘草汤之用意甚深,而注疏家则谓,方中多用富有汁浆之药。为其心血亏少,是以心中动悸以致脉象结代,故重用富有汁浆之药,以滋补心血,为此方中之宗旨,不知如此以论此方,则浅之乎视此方矣。试观方中诸药,惟生地黄即干地黄重用一斤,地黄原补肾药也,惟当时无熟地黄,多用又恐其失于寒凉,故煮之以酒七升、水八升,且酒水共十五升,而煮之减去十二升,是酒性原热,而又复久煮,欲变生地黄之凉性为温性者,欲其温补肾脏也。盖脉之跳动在心,而脉之所以跳动有力者,实赖肾气上升与心气相济,是以伤寒少阴病,因肾为病伤,遏抑肾中气化不能上与心交,无论其病为凉为热,而脉皆微弱无力,是明征也。由斯观之,是炙甘草汤之用意,原以补助肾中之气化,俾其壮旺上升,与心中之气化相济救为要着也。至其滋补心血,则犹方中兼治之副作用也,犹此方中所缓图者也。

又方中人参原能助心脉跳动,实为方中要药,而只用二两,折为今之六钱,再三分之一,剂中只有人参二钱,此恐分量有误,拟加倍为四钱则奏效当速也。然人参必用党参,而不用辽参,盖辽参有热性也。

又脉象结代而兼有阳明实热者,但治以炙甘草汤恐难奏功,宜借用白虎加人参汤,以炙甘草汤中生地黄代方中知母,生怀山药代方中粳米。(《医学衷中参西录·太阳病炙甘草汤证》)

按:熟地黄原非治寒温之药,而病至极危时,不妨用之,以救一时之急。故仲景治脉结代,有炙甘草汤,亦用干地黄,结代亦险脉也。如无酸石榴时,可用龙骨煅捣、牡蛎煅捣各五钱代之。(《医学衷中参西录·治伤寒温病同用方·白虎加人参以山药代粳米汤》)

陷胸、泻心诸方,大抵皆治外感之实证,乃有其证虽属外感,而其人内亏实甚者,则《伤寒论》中炙甘草汤所主之证是也。

又炙甘草汤虽结代之脉并治,然因结轻代重,故其制方之时注重于代,纯用补药。至结脉恒有不宜纯用补药,宜少加开通之药始与病相宜者。(张锡纯《医学衷中参西录·太阳病炙甘草汤证》)

[医案]

1. 心悸

价儒之内,以其夫病势沉重,深恐难起,忧虑成疾,心内动悸,痞塞短气。医者以为痰郁,用二陈汤加减清之,病益加剧。因鉴其父为药所误其父为尊郡名儒,因下痢十余日,医用大黄四钱降之,覆杯而卒,遂停药不敢服。此际愚正在城中为价儒调治余病。俟愚来家求诊。见其满面油光,两手尺寸之脉皆极沉,惟关脉坚而有力。愚曰:"此乃胸中大气下陷,何医者不明如是,而用清痰之二陈也。今两关脉之坚弦,乃彼用药推荡之力。"诊际,大气一陷,遂全身一战,冷汗满额,心即连次跳动十余次。遂用大气下陷门中之升陷汤(生黄芪六钱、知母三钱、柴胡一钱五分、桔梗一钱五分、升麻一钱;主治胸中大气下陷,气短不足以息。编者注),再仿逍遥散、炙甘草汤之意,提其下陷之气,散其中宫之滞,并以交其心肾。一剂而三部平,大气固。嗣因尺中太微,而理气药及升、柴等药皆不敢用,遂按大气下陷门之意及虚劳门之法,精心消息,调治而愈。今食量增加,气日壮矣。此三人病愈甚喜,屡请愚函谢先生著书治人之德,故将三人之病详细报告于上下也。(《医学衷中参西录·

张让轩来函》)

2. 伤寒

案 1　曾治一叟,年近六旬,得伤寒证,四五日间表里大热,其脉象洪而不实,现有代象,舌苔白而微黄,大便数日未行。为疏方,用生石膏三两,大生地一两,野台参四钱,生怀山药六钱,甘草三钱,煎汤三盅,分三次温饮下。将三次服完,脉已不代,热退强半,大便犹未通下,遂即原方减去石膏五钱,加天冬八钱,仍如从前煎服,病遂痊愈。(《医学衷中参西录·太阳病炙甘草汤证》)

案 2　县治西曾家庄丁叟,年过六旬,于孟冬得伤寒证。五六日间,延愚诊视,其脉洪滑,按之亦似有力,表里俱觉发热,间作呻吟,气息微喘,投以白虎汤一剂,大热稍减。再诊其脉,或七八动一止,或十余动一止,两手皆然,重按无力,遂于原方中加人参八钱,兼师炙甘草汤亦名复脉汤中重用干地黄之意,以生地代知母,煎汁两茶杯,分两次温饮下,脉即调匀,且较前有力,而热仍如故。又将方中石膏加倍原方是二两,倍作四两,煎汤一大碗,俾徐徐温饮下,尽剂而愈。(《医学衷中参西录·人参解》)

又有脉非结代,而若现雀啄之象者,此亦气分有所阻隔也。

案 3　曾治一少妇,素日多病,于孟春中旬得伤寒,四五日表里俱壮热,其舌苔白而中心微黄,毫无津液,脉搏近六至,重按有力,或十余动之后,或二十余动之后,恒现有雀啄之象,有如雀之啄粟,恒连二三啄也。其呼吸外出之时,恒似有所龃龉而不能畅舒。细问病因,知其平日司家中出入账目,其姑查账甚严,未病之先,因账有差误,曾被责斥,由此知其气息不顺及脉象之雀啄,其原因皆由此也。问其大便自病后未行,遂仍治以前案钱姓方(生石膏细末四两,知母八钱,以生山药六钱,野台参四钱,甘草三钱,生莱菔子捣碎四钱,煎汤三盅,分三次温服下。编者注),将生石膏减去一两,为其津液亏损,为加天花粉八钱,亦煎汤三盅,分三次温服下,脉象已近和平,至数调匀如常,呼吸亦顺,惟大便犹未通下,改用滋阴润燥清火之品,服两剂大便通下痊愈。(《医学衷中参西录·太阳病炙甘草汤证》)

案4 近曾在津治一钱姓壮年,得伤寒证,三四日间延为诊视,其脉象洪滑甚实,或七八动一止,或十余动一止,其止皆在左部,询其得病之由,知系未病之前曾怒动肝火,继又出门感寒,遂得斯病,因此知其左脉之结乃肝气之不舒也。为疏方,仍白虎加人参汤加减,生石膏细末四两,知母八钱,以生山药代粳米用六钱,野台参四钱,甘草三钱,外加生莱菔子四钱捣碎,煎汤三盅,分三次温服下。结脉虽除,而脉象仍有余热,遂即原方将石膏减去一两,人参、莱菔子各减一钱,仍如前煎服,其大便从前四日未通,将药三次服完后,大便通下,病遂痊愈。

按:此次所用之方中不以生地黄代知母者,因地黄之性与莱菔子不相宜也。(《医学衷中参西录·太阳病炙甘草汤证》)

3. 血证

又治一叟,年过六旬,大便下血,医治三十余日,病益进,日下血十余次,且多血块,精神昏愦。延为诊视,其脉洪实异常,至数不数,惟右部有止时,其止无定数乃结脉也。其舌苔纯黑,知系外感大实之证,从前医者但知治其便血,不知治其外感实热,可异也。投以白虎加人参汤,方中生石膏重用四两,为其下血日久,又用生山药一两以代方中粳米,取其能滋阴补肾,兼能固元气也,煎汤三盅,分三次温服下,每次送服广三七细末一钱,如此日服一剂,两日血止,大便犹日行数次,脉象之洪实大减,而其结益甚,且腹中觉胀。询其病因,知得于恼怒之后,遂改用生莱菔子五钱,而佐以白芍、滑石、天花粉、甘草诸药外用鲜白茅根切碎四两,煮三四沸,取其汤以代水煎药,服一剂胀消,脉之至数调匀,毫无结象而仍然有力,大便滑泻已减半,再投以拙拟滋阴清燥汤方系生怀山药、滑石各一两,生杭芍六钱,甘草三钱,一剂泻止,脉亦和平。观上所录二案,知结脉现象未必皆属内亏,恒有因气分不舒,理其气即可愈者。

(《医学衷中参西录·太阳病炙甘草汤证》)

第五章

桂枝茯苓类方

一、五苓散

[组成] 猪苓去皮,十八铢　泽泻一两六铢　白术十八铢　茯苓十八铢　桂枝去皮,半两

[主治] 太阳病,发汗后,大汗出,胃中干,烦躁不得眠,欲得饮水者,少少与饮之,令胃气和则愈。若脉浮,小便不利,微热消渴者,五苓散主之。

[方论] 其方取其能利湿兼能透表,又能健运脾胃以助利湿透表之原动力,其病当瘥矣。(《医学衷中参西录·答徐韵英读〈伤寒论〉质疑四则》)

陆九芝曰:霍乱一证,有寒有热,热者居其九,寒者居其一。凡由高楼大厦,乘凉饮冷而得之者,仲景则有理中、四逆诸方,后世亦有浆水、大顺、复元、冷香饮子诸方。病多属寒,药则皆宜热。若夫春分以后,秋分以前,少阳相火,少阴君火,太阴湿土,三气合行其令。天之热气则下降,地之湿气则上腾,人在气交之中,清气在阴,浊气在阳,阴阳反戾,清浊相干,气乱于中,而上吐下泻。治此者,宜和阴阳,分清浊,以定其乱,乱定即无不愈。此则病非寒也,而亦非尽用寒药也。即如薷藿、平陈、胃苓等汤习用之剂,亦皆温通,特不用姜、附、丁、萸之大辛大热者耳。又有不吐不泻而

挥霍撩乱者,则多得之饱食之后。凡夏月猝然冒暑,惟食填太阴,亦曰饱食填息。此证为病最速,为祸最酷,而人多忽之。即有知者,亦仅以停食为言,绝不信其为闭证之急者。闭则手足肢冷,六脉俱伏,甚则喜近烈日。此乃邪闭而气道不宣,其畏寒也,正其热之甚也。此等证,只欠一吐法耳。自吐法之不讲,本属一吐即愈之病,而竟不知用也。此外更有四肢厥逆,甚至周身如冰,而竟不恶寒,反有恶热者,此更是内真热,外假寒,即厥阴中热深厥深之象。岂独不可用四逆、理中,即姜汤、米饮及五苓散中之桂枝,亦不可用。而且宜苦寒之剂,佐以挑痧、刮痧等法,刺出其恶血以泄热毒者。同治壬戌,江苏沪渎,时疫盛行,绵延而至癸亥。余尝以石膏、芩、连、清而愈之者,则暑湿热之霍乱也。以凉水调胆矾吐而愈之者,则饱食填息之霍乱也。其肢皆冷,而其脉皆伏,维时大医,竟用丁、萸、桂、附,日误数人,而竟不知改图,岂不深可惜哉。
(《医学衷中参西录·治霍乱方·急救回阳汤》)

霍乱之证,原阴阳俱有。然愚五十年经验以来,知此证属阳,而宜治以凉药者十居其八;此证属阴,而宜治以热药者十居其一;此证属半阴半阳,当凉热之药并用,以调剂其阴阳者,又十居其一。而后世论者,恒以《伤寒论》所载之霍乱为真霍乱,至于以凉药治愈之霍乱,皆系假霍乱,不知《伤寒论》对于霍乱之治法亦非专用热药者。有如其篇第七节云:霍乱,头痛,发热,身疼痛,热多欲饮水者,五苓散主之;寒多不用水者,理中丸主之。夫既明言热多寒多,是显有寒热可分也。虽所用之五苓散中亦有桂枝而分量独轻,至泽泻、茯苓、猪苓其性皆微凉,其方原不可以热论也。且用显微镜审察此病之菌,系弯曲杆形,是以此证无论凉热,惟审察其传染之毒菌,现弯曲杆形即为霍乱无疑也。至欲细审此病之凉热百不失一,当参观三期七卷霍乱门,及五期六卷论霍乱治法篇,自能临证无误。卫生防疫宝丹方:粉甘草细末十两,细辛细末两半,香白芷细末一两,薄荷冰细末三钱,樟脑所升冰片细末二钱,镜面朱砂三两,将前五味共和泛水为丸,如薏米粒大,晾干忌晒,将朱砂研细为衣,勿令余剩,瓶贮密封。以治霍乱宜服八十粒,不效,迟两三点钟可再服八十粒,无论霍乱凉热,服之皆宜。(《医学衷中参西录·霍乱门·霍乱兼转筋》)

[医案]

壮热

友人竹芷熙曰:嵊县地固多山,在葛溪口,嵊东山名也。本层峦叠嶂,峰回水绕之所,吴氏聚族而居,约四五十家,以种苓为业,其种苓之法,秘而不宣,虽亲戚不告焉。新嵊药肆间,茯苓皆出于是。

春间吴氏之媳病,盖产后月余,壮热口渴不引饮,汗出不止,心悸不寐,延余往治。病人面现红色,脉有滑象,急用甘草、麦冬、竹叶、柏子仁、浮小麦、大枣煎饮不效;继用酸枣仁汤,减川芎加浮小麦、大枣,亦不效;又用归脾汤加龙骨、牡蛎、萸肉则仍然如故。当此之时,余束手无策,忽一人进而言曰"何不用补药以缓之",余思此无稽之谈,所云补药者,心无见识也,姑漫应之。时已届晚寝之时,至次日早起,其翁奔告曰:"予媳之病,昨夜用补药医痊矣。"余将信将疑,不识补药究系何物。乃翁持渣来见,钵中有茯苓四五两。噫!茯苓焉,胡为云补药哉?余半晌不能言。危坐思之,凡病有一线生机,皆可医治。

二、茯苓甘草汤

[组成] 茯苓二两　桂枝去皮,二两　甘草炙,一两　生姜切,三两

[**主治**] 伤寒,汗出而渴者,五苓散主之;不渴者,茯苓甘草汤主之。

[**方论**] 茯苓固治心悸之要药,亦治汗出之主药。仲景治伤寒汗出而渴者五苓散,不渴者茯苓甘草汤。伤寒厥而心下悸者宜先治水,当服茯苓甘草汤。可知心悸者汗出过多,心液内涸,肾水上救入心则悸,余药不能治水,故用茯苓以镇之。是证心悸不寐,其不寐由心悸而来,即心悸亦从汗出而来,其壮热口渴不引饮、脉滑,皆有水气之象,今幸遇种苓家,否则汗出不止,终当亡阳,水气凌心,必当灭火,是谁之过欤? 余引咎而退。

观竹君此论,不惜暴一己之失,以为医界说法,其疏解经文之处,能将仲景用茯苓之深意,彰彰表出,固其析理之精,亦见其居心之厚也。夫仁人之后必昌,君之哲嗣名余祥,青年英发,驰名医界,时与愚有鱼雁往来,其造就固未可量也。(《医学衷中参西录·茯苓、茯神解》)

第六章

辛开苦降泻心类方

一、半夏泻心汤

[组成]　半夏_洗,半升　黄芩、干姜、人参、甘草_炙,各三两　黄连一两　大枣_擘,十二枚

[主治]　伤寒五六日,呕而发热者,柴胡证具,而以他药下之,柴胡证仍在者,复与柴胡汤。此虽已下之不为逆,必蒸蒸而振,却发热汗出而解。但满而不痛者,此为痞,柴胡不中与也,宜半夏泻心汤。

[鉴别]

1. 柴胡汤

伤寒五六日,呕而发热者,柴胡证具,而以他药下之,柴胡证仍在者,此虽已下之,不为逆,必蒸蒸而振,却发热汗出而解,复与柴胡汤。

2. 大陷胸汤

伤寒五六日,呕而发热者,柴胡证具,而以他药下之,柴胡证仍在者,复与柴胡汤。若心下满而硬痛者,此为结胸也,大陷胸汤主之。

[方论]　唐容川注曰:柴胡证,是表之腠理间病。腠理是赤肉外之膜油。若从外膜而入内膜,聚于膈则为陷胸。盖胸膈乃

内膜之大者,为上下之界。故邪入于内,多与正气结于此间。正气不升,饮食亦停于膈,是为有形之水饮。邪气内陷,并心包之火阻于胸膈,则为有形之痰血。血生于心火,火行则血行,火阻则血阻,血与水交结,则化为痰,是为结胸实证,当夺其实,用大陷胸汤。但满而不痛,则无血与水,无凝聚成痰之实证,只水火无形之气,塞于胸膈,和其水火之气,而痞自解,不必攻下有形之物也。柴胡汤,是透膈膜而外达腠理;陷胸汤,是攻膈膜而下走大肠;泻心等汤,则和膜膈以运行之。皆主膈膜间病,而有内外虚实之分,故仲景连及言之。阳明篇曰:阳明病发潮热,大便溏,小便自可,胸膈满不去者,小柴胡汤主之。唐容川注曰:此潮热,是如疟之发作有时,以胸胁结满,冲阳之气上至结处,即相交而发热,其但热不寒者,以其为少阳阳明也。又曰:阳明病胁下硬满,不大便而呕,舌上白苔者,可与小柴胡汤。上焦得通,津液得下,胃气因和,身濈然而汗出解也。唐容川注曰:凡病在三焦膜膈中,则舌色必白,现出三焦之本色。故丹田有热,亦云舌白苔,丹田是下焦之膜中也。此上病是胸前,正当胃中之水,散走之路,阳明之热合于此间,则水不得入于膜中,而反呕出,是为上焦不通,必用柴胡以透达胸膜,则上焦得水道下行,是以津液得下。胃中水不留逆,则因而和平。内膜之水道既通,则外膜之气道自畅,故身濈然而汗出解也。又曰:阳明中风,脉弦浮大而短气,腹部满,胁下及心痛。久按之气不通,鼻干不得汗,嗜卧,一身及面目悉黄,小便难,有潮热,时时哕,耳前后肿,刺之少差,外不解,过十日脉续浮者,与小柴胡汤。唐容川注曰:此节是发明首章太阳阳明、少阳阳明之义。故提出脉弦为少阳经之眼目;提出脉浮为太阳经之眼目。此下先言少阳阳明,谓少阳三焦膜中水不得利,则气不化而气短。三焦之膜油布于腹中,故腹部满。胁下是板油所居,心下是膈膜所在,故结而作痛。久按之气不通,则膜中之气结甚矣。此皆少阳三焦膜中病也。而阳明经脉之热,又夹鼻作干。膜与油连,膏油是阳明所司,膏油被蒸,周身困顿,故嗜卧,遂发出膏油被蒸之黄色。膜中水不利,则小便难。有潮热者,发作如疟,应正气至邪结处而热,与上条潮热同例。膜中实,胃中虚,膜中气逆入胃则哕。随少阳经上耳,则前后肿。刺之经脉已愈,而其外各证不解。又见脉浮有欲出于表之情,故与小柴胡汤,使达于外也。(《医学衷中参西录·治伤寒方·小柴胡汤解》)

[医案]

痞满

一妇人,年三十余,得温证。始则呕吐,五六日间,心下满闷,热而且渴。脉洪滑有力,舌苔黄厚。闻其未病之先,曾有郁怒未伸,因得斯证,俗名夹恼伤寒。然时当春杪,一得即不恶寒,乃温病,非伤寒也。为疏此方(镇逆白虎汤:生石膏捣细,三两、知母一两半、清半夏八钱、竹茹粉六钱。主治伤寒温病,邪传胃腑,燥渴身热,白虎证俱,其人胃气上逆,心下满闷者。编者注),有一医者在座,疑而问曰:此证因胃气上逆作胀满,始将白虎汤方,另为更定。何以方中不用开通气分之药,若承气汤之用厚朴、枳实,而惟用半夏、竹茹乎?答曰:白虎汤用意,与承气迥异。盖承气汤,乃导邪下行之药,白虎汤乃托邪外出之药。故服白虎汤后,多有得汗而解者。间有服后未即得汗,而大热既消,其饮食之时,恒得微汗,余热亦由此尽解。若因气逆胀满,恣用破气之药,伤其气分,不能托邪外出,将邪陷愈深,胀满转不能消,或更增剧。试观《伤寒论》多有因误下伤其气分成结胸、成心下痞硬证,不可不知也。再试观诸泻心,不轻用破气之品,却有半夏泻心汤;又仲景治"伤寒解后,气逆欲呕"有竹叶石膏汤,半夏与石膏并用;治"妇人乳中虚、烦乱呕逆"有竹皮大丸,竹茹与石膏并用,是半夏、竹茹善降逆气可知也。今师二方之意,用之以易白虎汤中之甘草、粳米,降逆气而不伤正气,服后仍可托邪外出,由汗而解,而胀满之证,亦即消解无余。此方愚用之屡矣,未有不随手奏效者。医者闻言省悟,听愚用药,服后,病人自觉胀满之处,如以手推排下行,病亦遂愈。(《医学衷中参西录·治伤寒温病同用方·镇逆白虎汤》)

二、生姜泻心汤

[组成]　生姜切,四两　甘草炙,三两　人参三两　干姜一两　黄芩三两　半夏洗,半升　黄连一两　大枣擘,十二枚

[主治]　伤寒汗出解之后,胃中不和,心下痞硬,干噫食臭,胁下有水气,腹中雷鸣下利者,生姜泻心汤主之。

[方论]　附子泻心汤,附子、黄连并用;生姜泻心汤、甘草泻心汤,皆干姜、黄连并用。由斯知古方大寒、大热并用,原各具精义。

一在审病机。一证之随时更变,始终原不一致,贵以吾人之精神息息与病机相赴。如《衷中参西录》第六卷载。(《医学衷中参西录·复相臣哲嗣毅武书》)

三、甘草泻心汤

[组成]　甘草炙,四两　黄芩三两　干姜三两　半夏洗,半升　大枣擘,十二枚　黄连一两

[**主治**] 伤寒中风,医反下之,其人下利日数十行,谷不化,腹中雷鸣,心下痞硬而满,干呕心烦不得安,医见心下痞,谓病不尽,复下之,其痞益甚,此非结热,但以胃中虚,客气上逆,故使硬也。甘草泻心汤主之(这是选自《伤寒论》158条。编者注)。

[**鉴别**]

1. 白虎汤

至白虎汤用之,是借其甘缓之性以缓寒药之侵下。

2. 通脉汤与四逆汤

通脉汤、四逆汤用之,是借其甘缓之性,以缓热药之僭上。

3. 甘草芍药汤

与芍药同用,能育阴缓中止疼,仲景有甘草芍药汤。

4. 甘草干姜汤

与干姜同用,能逗留其热力使之绵长,仲景有甘草干姜汤。

(《医学衷中参西录·甘草解》)

[**方论**] 甘草性微温,其味至甘,得土气最全。万物由土而生,复归土而化,故能解一切毒性。甘者主和,故有调和脾胃之功,甘者主缓,故虽补脾胃而实非峻补。炙用则补力较大,是以方书谓胀满证忌之。若轧末生服,转能通利二便,消胀除满。若治疮疡亦宜生用,或用生者煎服亦可。其皮红兼入心,故仲景有甘草泻心汤,用连、芩、半夏以泻心下之痞,即用甘草以保护心主,不为诸药所伤损也。与半夏、细辛诸药同用,能解其辛而且麻之味,使归和平。惟与大戟、芫花、甘遂、海藻相反,余药则皆相宜也。

古方治肺痈初起,有单用粉甘草四两,煮汤饮之者,恒有效验。愚师其意,对于肺结核之初期,咳嗽吐痰,微带腥臭者,恒用生粉甘草为细末,每服钱半,用金银花三钱煎汤送下,日服三次,屡屡获效。若肺病已久,或兼吐脓血,可用粉甘草细末三钱,浙贝母、三七细末各钱半,共调和为一日之量,亦用金银花煎汤送下。若觉热者,可再加玄参数钱,煎汤送服。皮黄者名粉甘草,性平不温,用于解毒清火剂中尤良。(《医学衷中参西录·甘草解》)

四、大黄黄连泻心汤

[组成]　大黄二两　黄连一两

[用法]　上二味,以麻沸汤二升渍之,须臾,绞去渣,分温再服。

[主治]　《伤寒论》原文:心下痞,按之濡,其脉关上浮者,大黄黄连泻心汤主之。

[方论]　诸陷胸汤、丸及白散之外,又有泻心汤数方,虽曰泻心实亦治胸中之病,盖陷胸诸方所治者,胸中有形之痰水为病,诸泻心汤所治之病,胸中无形之气化为病也。人之上焦如雾。上焦者膈上也,所谓如雾者,心阳能蒸腾上焦之湿气作云雾而化水,缘三焦脂膜以下达于膀胱也。乃今因外感之邪气深陷胸中,与心火蒸腾之气搏结于心下而作痞,故用黄连以泻心火,用大黄以除内陷之外邪,则心下之痞者开,自能还其上焦如雾之常矣。至于大黄、黄连不用汤煮,而俱以麻沸汤渍之者,是但取其清轻之气以治上,不欲取其重浊之汁以攻下也。(《医学衷中参西录·太阳病大黄黄连泻心汤证》)

五、附子泻心汤

[组成]　大黄二两　黄连、黄芩各一两　附子炮、去皮、破、另煮取汁,一枚

[**用法**]　上四味,切前三味,以麻沸汤二升渍之,须臾,绞去滓,纳附子汁,分温再服。

[**主治**]　《伤寒论》原文:心下痞,而复恶寒汗出者,附子泻心汤主之。

[**方论**]　心下痞病,有宜并凉、热之药为一方,而后能治愈者,《伤寒论》附子泻心汤所主之病是也。试再详论之。

按:附子泻心汤所主之病,其心下之痞与大黄黄连泻心汤所主之病同,因其复恶寒,且汗出,知其外卫之阳不能固摄,且知其阳分虚弱不能抗御外寒也。夫太阳之根底在于下焦水腑,故于前方中加附子以补助水腑之元阳,且以大黄、黄连治上,但渍以麻沸汤,取其清轻之气易于上行也。以附子治下,则煎取浓汤,欲其重浊之汁易于下降也。是以如此寒热殊异之药,浑和为剂,而服下热不妨寒,寒不妨热,分途施治,同时奏功,此不但用药之妙具其精心,即制方之妙亦几令人不可思议也。

按:附子泻心汤之方虽妙,然为其大寒大热并用,医者恒不敢轻试。而愚对于此方原有变通之法,似较平易易用。其方无他,即用黄芪以代附子也。盖太阳之腑原有二,一在膀胱,一在胸中_{于六经总论中曾详言其理},而胸中所积之大气,实与太阳外表之卫气有息息密切之关系。气原属阳,胸中大气一虚,不但外卫之气虚不能固摄,其外卫之阳,亦遂因之衰微而不能御寒,是以汗出而且恶寒也。用黄芪以补助其胸中大气,则外卫之气固,而汗可不出,即外卫之阳亦因之壮旺而不畏寒矣。盖用附子者,所以补助太阳下焦之腑;用黄者所以补助太阳上焦之腑,二腑之气化原互相流通也。爰审定其方于下,以备采用。大黄三钱、黄连二钱、生箭芪三钱。前二味,用麻沸汤渍取清汤多半盅,后一味,煮取浓汤少半盅,浑和作一次温服。

或问:凡人脏腑有瘀,恒忌服补药,因补之则所瘀者益锢闭也,今此证既心下瘀而作痞,何以复用黄芪以易附子乎? 答曰:凡用药开瘀,将药服下必其脏腑之气化能运行,其破药之力始能奏效,若但知重用破药以破瘀,恒有将其气分破伤而瘀转不开者,是以人之有瘀者,固忌服补气之药,而补气之药若与开破之药同用,则补气之药转能助开破之药,俾所瘀者速消。(《医学衷中参西录·太阳病附子泻心汤证》)

六、十 枣 汤

[组成]　芫花_熬、甘遂、大戟等分　大枣_{先煮,十枚}

[用法]　上各为散。以水一升半,先煮大枣肥者十枚,取八合,去滓,纳药末。强人服一钱匕,羸人服半钱,温服之,平旦服。若下少病不除者,明日更服,加半钱,得快下利后,糜粥自养。

[主治]　悬饮,咳唾胸胁引痛,心下痞硬,干呕短气,头痛目眩,胸背掣痛不得息,舌苔白滑,脉沉弦;水肿,一身悉肿,尤以身半以下肿甚,腹胀喘满,二便不利。

[方论]　大枣味甘微辛,性温,其津液浓厚滑润,最能滋养血脉,润泽肌肉,强健脾胃,固肠止泻,调和百药,能缓猛药健悍之性,使不伤脾胃。是以十枣汤、葶苈大枣汤诸方用之。

若与生姜并用,为调和营卫之妙品,是以桂枝汤、柴胡汤诸方用之。

《内经》谓其能安中者,因其味至甘能守中也。又谓其能通九窍者,因其津液滑润且微有辛味,故兼有通利之能也。谓其补少气少津液者,为其味甘能益气,其津液浓厚滑润,又能补人身津液之不足也。虽为寻常食品,用之得当能建奇功。(《医学衷中参西

录·大枣解》)

[医案]

喘证

惟敝友患寒饮喘嗽,照方治疗未效。据其自述病因,自二十岁六月遭兵燹,困山泽中,绝饮食五日夜,归家急汲井水一小桶饮之,至二十一岁六月,遂发大喘。一日夜后,饮二陈汤加干姜、细辛、五味渐安。从此痰饮喘嗽,成为痼疾。所服之药,大燥大热则可,凉剂点滴不敢下咽。若误服之,即胸气急而喘作,须咳出极多水饮方止。小便一点钟五六次,如白水。若无喘,小便亦照常。饮食无论肉味菜蔬,俱要燥热之品。粥汤、菜汤概不敢饮。其病情喜燥热而恶冷湿者如此。其病状暑天稍安,每至霜降后朝朝发喘,必届巳时吐出痰饮若干,始稍定。或饮极滚之汤,亦能咳出痰饮数口,胸膈略宽舒。迄今二十六七载矣。近用黎芦散吐法及十枣汤等下法,皆出痰饮数升,证仍如故。《金匮》痰饮篇及寒水所关等剂,服过数十次,证亦如故。想此证既能延岁月,必有疗法,乞夫子赐以良方,果能被除病根,感佩当无既也。又《衷中参西录》载有服生硫黄法,未审日本硫黄可服否。(《医学衷中参西录·答台湾严坤荣代友问痰饮治法》)

黄芪之性,又善开痰饮。我国台湾医士严坤荣来函,言其友避乱山中,五日未得饮食,甫归,恣饮新汲凉水,遂成寒饮结胸,喘嗽甚剧。医治二十余年,吐之、下之、温之,皆分毫无效。乞为疏方,并问《医学衷中参西录》载有服生硫黄法,不知东硫黄亦可服否?因作书以答之曰:详观来案,知此证乃寒饮结胸之甚者。拙著《医学衷中参西录》理饮汤(载三期三卷)原为治此证的方,特药味与分量当稍变更,今拟用生黄芪一两,干姜八钱,于术四钱,桂枝尖、茯苓片、炙甘草各三钱,川朴、陈皮各二钱,煎汤服。方中之义,用黄芪以补胸中大气,大气壮旺,自能运化水饮,仲景所谓"大气一转,其气乃散"也。而黄芪生用,同干姜、桂枝又能补助心肺之阳,心肺阳足,如日丽中天,阴霾自开也。更用白术、茯苓以理脾之湿,厚朴、陈皮以通胃之气,气顺温消,痰饮自除。用炙甘草者,取其至甘之味,能调干姜之辣,而干姜得甘草且能逗留其热力,使之绵长,并能和缓其热力使不猛烈也。至东硫黄,择其纯黄无杂质者,亦可生服,特其热力甚微,必一次服至钱许方能有效,若干服汤药之外,兼用之以培下焦之阳,奏效当更捷也。

此信去后,两阅月又接其函,言遵方用药,十余剂病即脱然痊愈。(张锡纯《医学衷中参西录·黄芪解》)

七、大陷胸汤

[**组成**]　大黄去皮,六两　芒硝一升　甘遂一钱匕为末

[**用法**]　上三味,以水六升先煮大黄,取二升,去渣,纳芒硝,煮一两沸,纳甘遂末,温服一升,得快利,止后服。所谓一钱匕者,俾匕首作扁方形,将药末积满其上,重可至一钱耳。(《医学衷中参西录·太阳病大陷胸汤证》)

[**病因病机**]　伤寒下早成结胸,至温病未经下者,亦可成结胸。至疫病自口鼻传入,遇素有痰饮者,其疹疠之气,与上焦痰饮互相胶漆,亦成结胸。(《医学衷中参西录·治伤寒温病同用方·荡胸汤》)

脉浮,热犹在表,原当用辛凉之药发汗以解其表,乃误认为热已入里,而以药下之,其胸中大气因下而虚,则外表之风热即乘虚而入,与上焦痰水互相凝结于胸膺之间,以填塞其空旷之府,是以成结胸之证。

又有痰气之凝结,不在心下而在胸中者。其凝结之痰气,填满于胸膈,至窒塞其肺中之呼吸几至停止者,此为结胸之险证,原非寻常药饵所能疗治。(《医学衷中参西录·太阳病大陷胸汤证》)

伤寒下早成结胸,瘟疫未下亦可成结胸。所谓结胸者,乃外感之邪与胸中痰涎互相凝结,滞塞气道,几难呼吸也。(《医学衷中参西录·治伤寒温病同用方·荡胸汤》)

[**主治**] 《伤寒论》原文:太阳病,脉浮而动数,浮则为风,数则为热,动则为痛,数则为虚。头痛发热,微盗汗出,而反恶寒者,表未解也。医反下之,动数变迟,膈内拒痛,胃中空虚,客气动膈,短气躁烦,心中懊恼,阳气内陷,心下因硬,则为结胸,大陷胸汤主之。

结胸,不但觉胸中满闷异常,即肺中呼吸亦觉大有滞碍。其提纲中既言其脉数则为热,而又言数则为虚者,盖人阴分不虚者,总有外感之热,其脉未必即数,今其热犹在表,脉之至数已数,故又因其脉数,而断其为虚也。至于因结胸而脉变为迟者,非因下后热变为凉也,盖人之脏腑中有实在瘀积,阻塞气化之流通者,其脉恒现迟象,是以大承气汤证,其脉亦迟也。膈内拒痛者,胸中大气与痰水凝结之气互相撑胀而作痛,按之则其痛益甚,是以拒按也。胃中空虚,客气动膈者,因下后胃气伤损,气化不能息息下行_{胃气所以传送饮食,故以息息下行为顺},而与胃相连之冲脉_{冲脉之上源与胃相连},其气遂易于上干,至鼓动膈膜而转排挤呼吸之气,使不得上升是以短气也。烦躁者,因表热内陷于胸中,扰乱其心君之火故烦躁也。懊恼者,上干之气欲透膈而外越故懊恼也。(《医学衷中参西录·太阳病大陷胸汤证》)

又曰:"伤寒五六日,呕而发热者,柴胡证具,而以他药下之,柴胡证仍在者,复与柴胡汤。此虽已下之不为逆,必蒸蒸而振,却发热汗出而解。若心下满而硬痛者,此为结胸也,大陷胸汤主之。但满而不痛者,此为痞,柴胡不中与之,宜半夏泻心汤。"(《医学衷中参西录·治伤寒方·小柴胡汤解》)

结胸之证,虽填塞于胸中异常满闷,然纯为外感之风热内陷,与胸中素蓄之水饮结成,纵有客气上干至于动膈,然仍阻于膈而未能上达。(《医学衷中参西录·太阳病大陷胸汤证》)

[鉴别]

1. 荡胸汤

《伤寒论》陷胸汤丸、三方,皆可随证之轻重高下借用。特是大陷胸汤、丸中皆有甘遂,世俗医者,恒望而生畏。至小陷胸汤,性虽平和,又有吴又可瘟疫忌用黄连之说存于胸中,遂亦不肯轻用。及遇此等证,而漫用开痰、破气、利湿之品,若橘红、莱菔、苍术、白芥、茯苓、厚朴诸药,汇集成方。以为较陷胸诸汤、丸稳,而且病家服之,以为药性和平,坦然无疑。不知破其气而气愈下陷,利其湿而痰愈稠黏。如此用药,真令人长太息者也。

愚不得已,将治结胸诸成方变通汇萃之,于大陷胸汤中取用芒硝,于小陷胸汤中取用蒌实,又于治心下痞硬之旋覆代赭石汤中取用赭石,而复加苏子以为下行之向导,可以代大陷胸汤、丸。少服之,亦可代小陷胸汤。非欲与《伤寒论》诸方争胜也,亦略以便流俗之用云尔。(《医学衷中参西录·治伤寒温病同用方·荡胸汤》)

至大陷胸汤如此加减用者,若犹畏其力猛,愚又有自拟之方以代之,即拙著《衷中参西录》三期中之荡胸汤是也。其方用瓜蒌仁新炒者二两捣碎,生赭石二两轧细,苏子六钱炒捣,芒硝四钱,药共四味,将前三味用水四盅煎汤两盅,去渣入芒硝融化,先温服一盅,结开大便通下者,停后服。若其胸中结犹未开,过两点钟再温服一盅,若胸中之结已开,而大便犹未通下,且不觉转矢气者,仍可温服半盅。

按:此荡胸汤方不但无甘遂,并无大黄,用以代大陷胸汤莫不随手奏效,故敢笔之于书以公诸医界也。(《医学衷中参西录·太阳病大陷胸汤证》)

仲景有大陷胸汤、丸,原为治此证良方,然因二方中皆有甘遂,医者不敢轻用,病家亦不敢轻服,一切利气理痰之药,又皆无效,故恒至束手无策。向愚治此等证,俾用新炒蒌仁四两,捣碎煮汤服之,恒能奏效。后拟得一方,用赭石、蒌仁各二两,苏子六钱方载三七六卷,名荡胸汤,用之代大陷胸汤、丸,屡试皆能奏效。若其结在胃口,心下满闷,按之作疼者,系小陷胸汤证,又可将方中分量减半以代小陷胸汤,其功效较小陷胸汤尤捷。自拟此方以来,救人多矣,至寒温之证已传阳明之腑,却无大热,惟上焦痰涎壅滞,下焦大便不通者,亦可投以此方分量亦宜斟酌少用,上清其痰,下通其便,诚一举两得之方也。(《医学衷中参西录·赭石解》)

2. 半夏泻心汤

又曰:伤寒五六日,呕而发热者,柴胡证具,而以他药下之,柴胡证仍在者,复与柴胡汤。此虽已下之不为逆,必蒸蒸而振,却发热汗出而解。若心下满而硬痛者,此为结胸也,大陷胸汤主之。但满而不痛者,此为痞,柴胡不中与之,宜半夏泻心汤。(《医学衷中参西录·治伤寒方·小柴胡汤解》)

[**方论**] 结胸之证,虽填塞于胸中异常满闷,然纯为外感之风热内陷,与胸中素蓄之水饮结成,纵有客气上干至于动膈,然仍阻于膈而未能上达,是以若枳实、厚朴,一切开气之药皆无须用。

惟重用大黄、芒硝以开痰而清热,又虑大黄、芒硝之力虽猛,或难奏效于顷刻,故又少佐以甘遂,其性以攻决为用,异常迅速,与大黄、芒硝化合为方,立能清肃其空旷之府使毫无障碍,制此方者乃霹雳手段也。

按: 甘遂之性,《本经》原谓其有毒。忆愚初学医时,曾遍尝诸药以求其实际,一日清晨嚼服生甘遂一钱,阅一点钟未觉瞑眩,忽作水泻,连连下行近十次,至巳时吃饭如常,饭后又泻数次,所吃之饭皆泻出,由此悟得利痰之药,当推甘遂为第一。后以治痰迷心窍之疯狂,恒恃之成功,其极量可至一钱强。然非其脉大实,不敢轻投,为其性至猛烈,是以大陷胸汤中所用之甘遂,折为今之分量,一次所服者只一分五厘,而能导引大黄、芒硝直透结胸病之中坚,俾大黄、芒硝得施其药力于瞬息之顷,此乃以之为向导,少用即可成功,原无须乎多也。

又按: 甘遂之性,原宜作丸散,若入汤剂,下咽即吐出,是以大陷胸汤方必将药煎成,而后纳甘遂之末于其中也。

又甘遂之性,初服之恒可不作呕吐,如连日服即易作呕吐,若此方服初次病未尽除而需再服者,宜加生赭石细末二钱,用此汤药送服,即可不作呕吐。(《医学衷中参西录·太阳病大陷胸汤证》)

八、大陷胸丸

[**组成**] 大黄半斤　葶苈子熬,半升　芒硝半升　杏仁去皮尖、熬黑,半升

[**用法**] 上四味,捣筛二味,次纳杏仁、芒硝,研如脂,和散,取如弹丸一枚,别捣甘遂末一钱匕、白蜜二合,水二升,煮取一升,

温顿服之。(《医学衷中参西录·太阳病大陷胸汤证》)

[**主治**]　此方所主之证,与大陷胸汤同。(《医学衷中参西录·太阳病大陷胸汤证》)

[**方论**]　用大陷胸汤治结胸原有捷效,后世治结胸证敢用此方者,实百中无二三。一畏方中甘遂有毒,一疑提纲论脉处,原明言数则为虚,恐不堪此猛烈之剂。夫人之畏其方不敢用者,愚实难以相强,然其方固可通变也。《伤寒论》大陷胸汤之前,原有大陷胸丸,方系大黄半斤,葶苈半升熬,杏仁半升去皮尖熬黑,芒硝半升。

此方所主之证,与大陷胸汤同,因其兼有颈强如柔痉状,故于大陷胸汤中加葶苈、杏仁,和以白蜜,连渣煮服,因其病上连颈。欲药力缓缓下行也。今欲于大陷胸汤中减去甘遂,可将大陷胸丸中之葶苈及前治噫气不除方中之赭石,各用数钱加于大陷胸汤中,则甘遂不用亦可奏效。夫赭石饶有重坠之力前已论之,至葶苈则味苦善降,性近甘遂而无毒,药力之猛烈亦远逊于甘遂,其苦降之性,能排逐溢于肺中之痰水使之迅速下行,故可与赭石共用以代甘遂也。(《医学衷中参西录·太阳病大陷胸汤证》)

九、小陷胸汤

[**组成**]　黄连一两　半夏汤洗,半升　全瓜蒌大者,一枚

[**用法**]　上三味,以水六升,先煮瓜蒌,取三升,去渣,纳诸药,煮取二升,去渣,分温三服。(《医学衷中参西录·太阳病小陷胸汤证》)

[**主治**]　《伤寒论》大陷胸汤后,又有小陷胸汤以治结胸之轻者,盖其证既轻,治之之方亦宜轻矣。

《伤寒论》原文:小结胸病,正在心下,按之则痛,脉浮滑者,小陷胸汤主之。

按:心下之处,注疏家有谓在膈上者,有谓在膈下者,以理推之实以膈上为对。(《医学衷中参西录·太阳病小陷胸汤证》)

[鉴别]

白散方

桔梗三分,巴豆一分去皮心、熬黑、研如脂,贝母三分。

上三味,为散,纳巴豆,更于臼中杵之,以白饮和服,强人半钱匕,羸者减半,病在膈上必吐,在膈下必利,不利,进热粥一杯,利过不止,进冷粥一杯。

小结胸之外,又有寒实结胸,与小结胸之因于热者迥然各异,其治法自当另商。《伤寒论》谓:宜治以三物小陷胸汤。又谓:白散亦可服。三物小陷胸汤《伤寒论》中未载,注疏家或疑即小陷胸汤,谓系从治之法。不知所谓从治者,如纯以热治凉,恐其格拒不受,而于纯热之中少用些凉药为之作引也,若纯以凉治凉,是犹冰上积冰,其凝结不益坚乎?由斯知,治寒实结胸,小陷胸汤断不可服,而白散可用也。

按:方中几分之分,当读为去声,原无分量多少,如方中桔梗、贝母各三分,巴豆一分,即桔梗、贝母之分量皆比巴豆之分量多两倍,而巴豆仅得桔梗及贝母之分量三分之一也。巴豆味辛性热以攻下为用,善开冷积,是以寒实结胸当以此为主药,而佐以桔梗、贝母者,因桔梗不但能载诸药之力上行,且善开通肺中诸气管使呼吸通畅。至贝母为治嗽要药,而实善开胸膺之间痰气郁结,卫诗谓:陟彼阿丘,言采其虻。朱注云:虻,贝母也。可以疗郁是明征也。至巴豆必炒黑而后用者,因巴豆性至猛烈,炒至色黑可减其猛烈之性,然犹不敢多用,所谓半钱匕者,乃三药共和之分量,折为今之分量为一分五厘,其中巴豆之分量仅二厘强,身形羸弱者又宜少用,可谓慎之又慎也。

按:白散方中桔梗、贝母,其分量之多少无甚关系,至巴豆为方中主药,所用仅二厘强,纵是药力猛烈,亦难奏效,此盖其分量传写有误也,愚曾遇有寒实结胸,但用巴豆治愈一案,爰详细录出以证明之。(《医学衷中参西录·太阳病小陷胸汤证》)

[**方论**] 瓜蒌味甘,性凉。能开胸间及胃口热痰,故仲景治结胸有小陷胸汤,瓜蒌与连、夏并用;治胸痹有瓜蒌薤白等方,瓜蒌与薤、酒、桂、朴诸药并用,若与山甲同用,善治乳痈瓜蒌两个,山甲二钱煎服;若与赭石同用,善止吐衄瓜蒌能降胃气胃火故治吐衄。若但用其皮,最能清肺、敛肺、宁嗽、定喘须用新鲜者方效;若但用其瓤用温水将瓤泡开,拣出仁,余煎一沸,连渣服之,最善滋阴润燥、滑痰生津;若但用其仁须用新炒熟者,捣碎煎服,其开胸降胃之力较大,且善通小便。(《医学衷中参西录·半夏解》)

黄连味大苦,性寒而燥。为苦为火之味,燥为火之性,故善入心以清热。心中之热清,则上焦之热皆清,故善治脑膜生炎、脑部充血、时作眩晕、目疾肿疼、胬肉遮睛目生云翳者忌用,及半身以上赤游丹毒。其色纯黄,能入脾胃以除实热,使之进食西人以黄连为健胃药,盖胃有热则恶心懒食,西人身体强壮且多肉食,胃有积热,故宜黄连清之,更由胃及肠,治肠澼下利脓血。为其性凉而燥,故治湿热郁于心下作痞满仲景小陷胸汤,诸泻心汤皆用之,女子阴中因湿热生炎溃烂。(《医学衷中参西录·黄连解》)

此证乃心君之火炽盛,铄耗心下水饮结为热痰脉现滑象,是以知为热痰,若但有痰而不热,当现为濡象矣,而表阳又随风内陷,与之互相胶漆,停滞于心下为痞满,以杜塞心下经络,俾不流通,是以按之作痛也。为其病因由于心火炽盛,故用黄连以宁熄心火,兼以解火热之团结；又佐以半夏开痰兼能降气，瓜蒌涤痰兼以清热。其药力虽远逊于大陷胸汤，而以分消心下之痞塞自能胜任有余也。然用此方者，须将瓜蒌细切，连其仁皆切碎，方能将药力煎出。

又此证若但痰饮痞结于心下，而脉无滑热之象者，可治以拙拟荡胸汤，惟其药剂宜斟酌减轻耳。（《医学衷中参西录·太阳病小陷胸汤证》）

第一疑：在太阳下篇第二十节。其节为病在太阳之表，而不知汗解，反用凉水噀之、灌之，其外感之寒已变热者，经内外之凉水排挤，不能出入，郁于肉中而烦热起粟，然其热在肌肉，不在胃腑，故意欲饮水而不渴，治宜文蛤散。夫文蛤散乃蛤粉之未经煅炼者也。服之，其质不化，药力难出。且虽为蛤壳，而实则介虫之甲，其性沉降，达表之力原甚微，藉以消肉上之起粟似难奏功。故继曰："若不瘥者，与五苓散。"其方取其能利湿兼能透表，又能健运脾胃以助利湿透表之原动力，其病当瘥矣。然又可虑者，所灌之凉水过多，与上焦外感之邪互相胶漆而成寒实结胸，则非前二方所能治疗矣。故宜用三物小陷胸汤或白散。夫白散之辛温开通，用于此证当矣。至于三物小陷胸汤，若即系小陷胸汤用于此证，以寒治寒，亦当乎？注家谓此系反治之法。夫反治者，以热治寒，恐其扞格而少用凉药为引，以为热药之反佐，非纯以凉药治寒也。盖注者震慑于古人之隆名，即遇古书有舛错遗失之处，亦必曲为原护，不知此正所以误古人而更贻误后人也。是以拙著《衷中参西录》，于古方之可确信者，恒为之极力表彰，或更通变化裁，推行尽致，以穷其妙用；于其难确信者，则恒姑为悬疑，以待识者之论断。盖欲为医学力求进化，不得不如斯也。

按：此节中三物小陷胸汤，唐容川疑其另为一方，非即小陷胸

汤。然伤寒太阳病实鲜有用水噀、水灌之事,愚疑此节非仲景原文也。(《医学衷中参西录·答徐韵英读〈伤寒论〉质疑四则》)

[医案]

结胸

案 1 邻村高鲁轩,邑之宿医也。甲午仲夏,忽来相访,言第三子年十三岁,于数日之间,痰涎郁于胸中,烦闷异常,剧时气不上达,呼吸即停,目翻身挺,有危在顷刻之状。连次用药,分毫无效,敢乞往为诊视,施以良方。时愚有急务未办,欲迟数点钟再去,彼谓此病已至极点,若稍迟延恐无及矣。于是遂与急往诊视,其脉关前浮滑,舌苔色白,肌肤有热,知其为温病结胸,其家自设有药房,俾用栝蒌仁四两炒熟<small>新炒者其气香而能通</small>捣碎,煎汤两茶盅,分两次温饮下,其病顿愈。

隔数日,其邻高姓童子,是愚表侄,亦得斯证(即高鲁轩三子所患之证。编者注),俾用新炒蒌仁三两,苏子五钱,煎服,亦一剂而愈。盖伤寒下早成结胸,温病未经下亦可成结胸,有谓瓜蒌力弱,故小陷胸汤中必须伍以黄连、半夏始能建功者,不知瓜蒌力虽稍弱,重用之则转弱为强,是以重用至四两,即能随手奏效,挽回人命于顷刻也。(《医学衷中参西录·栝蒌解》)

如畏巴豆之猛烈不敢轻用,愚又有变通之法,试再举一案以明之。

案 2 一妇人年近四旬,素患寒饮,平素喜服干姜、桂枝等药。时当严冬,因在冷屋察点屋中家具为时甚久,忽昏仆于地,舁诸床上,自犹能言,谓适才觉凉气上冲遂至昏仆,今则觉呼吸十分努力气息始通,当速用药救我,言际忽又昏愦,气息几断。时愚正在其村为他家治病,急求为诊视,其脉微细若无,不足四至,询知其素日禀赋及此次得病之由,知其为寒实结胸无疑,取药无及,急用胡

椒辛热之品能开寒结三钱捣碎,煎两三沸,徐徐灌下,顿觉呼吸顺利,不再昏厥。遂又为疏方:

干姜、生怀山药各六钱,白术、当归各四钱,桂枝尖、半夏、甘草各三钱,厚朴、陈皮各二钱,煎服两剂,病愈十之八九。又即原方略为加减,俾多服数剂,以善其后。

谨案:有以胡椒非开结之品,何以用之而效为间者,曰:此取其至辛之味以救一时之急,且辛热之品能开寒结,仲景通脉四逆汤所以加重干姜也。

又有以腹满用厚朴,胸满用枳实,此两证均系结胸,何以不用枳实而用厚朴为问者,曰:枳实性凉,与寒实结胸不宜;厚朴性温,且能通阳故用也。受业张堃谨注。(《医学衷中参西录·太阳病小陷胸汤证》)

案3 一人年近三旬,胸中素多痰饮,平时呼吸其喉间恒有痰声。时当孟春上旬,冒寒外出,受凉太过,急急还家,即卧床上,歇息移时,呼之吃饭不应,视之有似昏睡,呼吸之间痰声漉漉,手摇之使醒,张目不能言,自以手摩胸际,呼吸大有窒碍。延医治之,以为痰厥,概治以痰厥诸方皆无效。及愚视之,抚其四肢冰冷,其脉沉细欲无,因晓其家人曰:此寒实结胸证,非用《伤寒论》白散不可。遂急购巴豆去皮及心,炒黑捣烂,纸裹数层,压去其油药局中名为巴豆霜,恐药局制不如法,故自制之,秤准一分五厘,开水送下,移时胸中有开通之声,呼吸顿形顺利,可作哼声,进米汤半碗。翌晨又服一剂,大便通下,病大轻减,脉象已起,四肢已温,可以发言,至言从前精神昏愦似无知觉,此时觉胸中似满闷。遂又为开干姜、桂枝尖、人参、厚朴诸药为一方,俾多服数剂以善其后。(《医学衷中参西录·太阳病小陷胸汤证》)

案4 张令韶曰:余治一妇人,伤寒九日,发狂,面白,谵语不识人,循衣摸床,口目瞤动,肌肉抽搐,遍身手足尽冷,六脉皆无。诸医皆辞不治。余因审视良久,闻其声,重而且长,句句有力。乃曰:此阳明内实,热郁于内,故令脉道不通,非脱也。若脉真将无,则气息奄奄,危在顷刻,安得有如许气力,大呼疾声,久而不绝乎!遂用大承气汤,启齿灌下。夜间,解黑粪满床,脉出,身热,神清,舌燥而黑。更服小陷胸汤,二剂而愈。因思此证大类四逆,若误投之立死。及死之后,必以为原系死证,服之不效数也,不知病人怀恨九原矣。

按: 此证易辨,其决非四逆汤证,征以前案喻氏之论,自能了然。(《医学衷中参西录·治伤寒温病同用方·仙露汤》)

第七章 栀子豉汤类方

一、栀子干姜汤

[组成]　栀子擘,十四枚　干姜二两

[主治]　伤寒,医以丸药大下之,身热不去,微烦者。

[方论]　古人之方,恒大寒大热并用。如《伤寒论》栀子干姜汤,栀子、干姜并用;附子泻心汤,附子、黄连并用。

二、茵陈蒿汤

[组成]　茵陈蒿六两　栀子擘,十四枚　大黄去皮,二两

[用法]　上三味,以水一斗二升,先煮茵陈减六升,纳二味,煮取三升,去滓,分三服。小便当利,尿如皂荚汁状,色正赤,一宿腹减,黄从小便去也。

[主治]　《伤寒论》原文:阳明病,发热,汗出者,此为热越,不能发黄也。但头汗出,身无汗,剂颈而还,小便不利,渴引水浆者,此为瘀热在里,身必发黄,茵陈蒿汤主之。

又伤寒七八日,身黄如橘子色,小便不利,腹微满者,茵陈蒿汤主之。

身黄如橘而腹满,小便不利,此因湿热成病可知,故亦治以茵

陈蒿汤也。

按：身发黄与黄疸不同。黄疸为胆汁妄行于血中，仲景书中虽未明言，而喻嘉言《寓意草》于钱小鲁案中曾发明之，彼时西人谓胆汁溢于血中之说，犹未入中国也。至身发黄之病，猝成于一两日间，其非胆汁溢于血分可知矣。茵陈为治热结黄疸之要药，《本经》载有明文，仲景治身发黄亦用之者，诚以二证之成皆由于湿热，其湿热由渐而成则为黄疸，其湿热因外感所束，仓猝而成则为身发黄，是以皆可以茵陈蒿治之也。

身发黄之证，不必皆湿热也。阳明篇七十六节云：伤寒发汗已，身目为黄，所以然者，以寒湿在里不解故也，以为不可下也，于寒湿中求之。

程应旄曰：其人素有湿邪，汗后之寒与宿湿郁蒸为热，非实热也，故不可下，仍当于寒湿责其或浅或深而治之。

王和安曰：黄为油热色，油中含液而包脉孕血，液虚血燥则热甚为阳黄，身黄发热之栀子柏皮证也。油湿血热相等而交蒸，为小便不利，身黄如橘之茵陈蒿证也。油寒膜湿，郁血为热，则寒湿甚而为阴黄，即茵陈五苓证也。病有热而治从寒湿，玩以为二句，语气之活自可想见。盖以为不可下，明见有可下之热黄也，在于寒湿中求之，言治法求之寒湿，明见黄证不纯为寒湿也。凡一证二因者，治从其甚，可于二语见之。

上程氏、王氏之论甚精细，而愚于此节之文则又别有会悟，试引从前治愈之两案以明之。（《医学衷中参西录·阳明病茵陈蒿汤、栀子蘗皮汤、麻黄连轺赤小豆汤诸发黄证》）

[**方论**]　黄疸之证，中说谓脾受湿热，西说谓胆汁滥行，究之二说原可沟通也。黄疸之载于方书者，原有内伤、外感两种，试先以内伤者言之。内伤黄疸，身无热而发黄，其来以渐，先小便黄，

继则眼黄,继则周身皆黄,饮食减少,大便色白,恒多闭塞,乃脾土伤湿不必有热而累及胆与小肠也。盖人身之气化由中焦而升降,脾土受湿,升降不能自如以敷布其气化,而肝胆之气化遂因之湮瘀黄坤载谓:肝胆之升降由于脾胃确有至理,胆囊所藏之汁亦因之湮瘀而蓄极妄行,不注于小肠以化食,转溢于血中而周身发黄。是以仲景治内伤黄疸之方,均是胆脾兼顾。试观《金匮》黄疸门,其小柴胡汤显为治少阳胆经之方无论矣。他如治谷疸之茵陈蒿汤,治酒疸之栀子大黄汤,一主以茵陈,一主以栀子,非注重清肝胆之热,俾肝胆消其炎肿而胆汁得由正路以入于小肠乎? 至于治女劳疸之硝石矾石散,浮视之似与胆无涉,深核之实亦注重治胆之药。何以言之? 硝石为焰硝,亦名火硝,性凉而味辛,得金之味;矾石为皂矾,又名青矾、绿矾,系硫酸与铁化合,得金之质,肝胆木盛,胆汁妄行,故可借含有金味金质之药以制之。彼訾中医不知黄疸之原因在于胆汁妄行者,其生平未见仲景之书,即见之而亦未能深思也。(《医学衷中参西录·论黄疸有内伤外感及内伤外感之兼证并详治法》)

至外感黄疸,约皆身有大热。乃寒温之热,传入阳明之腑,其热旁铄,累及胆脾,或脾中素有积湿,热入于脾与湿合,其湿热蕴而生黄,外透肌肤而成疸;或胆中所寄之相火素炽,热入于胆与火并,其胆管因热肿闭,胆汁旁溢混于血中,亦外现成疸。是以仲景治外感黄疸有三方,皆载于《伤寒论》阳明篇,一为茵陈蒿汤,二为栀子柏皮汤,三为麻黄连翘赤小豆汤,皆胆脾并治也。

且统观仲景治内伤、外感黄疸之方,皆以茵陈蒿为首方。诚以茵陈蒿为青蒿之嫩者,其得初春生发之气最早,且性凉色青,能入肝胆,既善泻肝胆之热,又善达肝胆之郁,为理肝胆最要之品,即为治黄疸最要之品。然非仲景之创见也,《本经》茵陈蒿列为上品,其主治之下早明言之矣。以西人剖验后知之病因,早寓于中华五千年前开始医学之中也。

至愚生平治外感黄疸,亦即遵用《伤寒论》三方。而于其热甚者,恒于方中加龙胆草数钱。又用麻黄连翘赤小豆汤时,恒加滑石数钱。恐连翘利水之力不足,故加滑石以助之。若其证为白虎汤或白虎加人参汤证及三承气汤证,而身黄者,又恒于白虎承气中,加茵陈蒿数钱。其间有但用外感诸方不效者,亦可用外感诸方煎汤,送服硝石矾石散。

或问:医学具有科学性质,原贵证实,即议论之间,亦贵确有实据。仲景治黄疸虽云胆脾并治,不过即其所用之药揣摩而得。然尝考之《伤寒论》,谓伤寒脉浮而缓,手足自温,是为系在太阴,太阴者,身当发黄。是但言发黄证由于脾也。又尝考之《金匮》,谓寸口脉浮而缓,浮则为风,缓则为痹,痹非中风,四肢苦烦,脾色必黄,瘀热以行,是《金匮》论黄疸亦责重脾也。夫古人立言原多浑括,后世注疏宜为详解。当西医未来之先,吾中华方书之祖述仲景者,亦有显然谓黄疸病由于胆汁溢于血中者乎?答曰:有之。明代喻嘉言著《寓意草》,其论钱小鲁嗜酒成病,谓胆之热汁满而溢于外,以渐渗于经络,则身目俱黄,为酒疸之病云云。岂非显然与西说相同乎?夫西人对于此证必剖验而后知,喻氏则未经剖验而已知。非喻氏之智远出西人之上,诚以喻氏最深于《金匮》《伤寒》,因熟读仲景之书,观其方中所用之药而有所会心也。由斯观之,愚谓仲景治黄疸原胆脾并治者,固非无稽之谈也。(《医学衷中参西录·论黄疸有内伤外感及内伤外感之兼证并详治法》)

作酒曲者,湿窨以生热,热与湿化合即生黄色,以之例人其理同也。是以阳明病发热汗出者,热外越而湿亦随之外越,即不能发黄,若其热不外越而内蕴,又兼其人小便不利,且饮水过多,其湿与热必至化合而生黄,是以周身必发黄也。主以茵陈蒿汤者,以茵陈蒿汤善除湿热也。

茵陈为青蒿之嫩者,蒿子落地,至仲秋生芽,贴地长小叶,严冬之时埋藏于冰雪之中,而其叶不枯,甫交春令,得少阳最初之气而勃然发生,其性寒味苦,具有生发之气,寒能胜热,苦能胜湿,其生发之气能逐内蕴之湿热外出,故可为湿热身黄之主药。佐以栀子、大黄者,因二药亦皆味苦性寒也,且栀子能屈曲引心火下行以利小便。大黄之色能直透小便_{凡服大黄者,其小便即为大黄之色,是大黄能利小便之明征},故少用之亦善利小便。至茵陈虽具有升发之性,《别录》亦谓其能下利小便,三药并用,又能引内蕴之热自小便泻出,是以服之能随手奏效也。(《医学衷中参西录·阳明病茵陈蒿汤栀子檗皮汤麻黄连轺赤小豆汤诸发黄证》)

[医案]

黄疸

案1　曾治一人受感冒,恶寒无汗,周身发黄,以麻黄汤发之,汗出而黄不退。细诊其脉,左部弦而无力,右部濡而无力,知其肝胆之阳不振,而脾胃又虚寒也。盖脾胃属土,土色本黄,脾胃有病,现其本色,是以其病湿热也,可现明亮之黄色,其病湿寒也,亦可现黯淡之黄色。观此所现之黄色,虽似黯淡而不甚黯淡者,因有胆汁妄行在其中也。此盖因肝胆阳分不振,其中气化不能宣通胆汁达于小肠化食,以致胆管闭塞,胆汁遂蓄极妄行,溢于血分而透黄色,其为黄色之根源各异,竟相并以呈其象,是以其发黄似黯淡而非黯淡也。审病既确,遂为拟分治左右之方以治之。

生箭芪六钱,桂枝尖二钱,干姜三钱,厚朴钱半,陈皮钱半,茵陈二钱。上药六味,共煎汤一大盅,温服。

方中之义,用黄芪以助肝胆之阳气,佐以桂枝之辛温,更有开通之力也。用干姜以除脾胃之湿寒,辅以厚朴能使其热力下达。更辅以陈皮,能使其热力旁行,其热力能布护充周,脾胃之寒湿自除也。用茵陈者,为其具有升发之性,实能开启胆管之闭塞,且其性能利湿,更与姜、桂同用,虽云苦寒而亦不觉其苦寒也。况肝胆中寄有相火,肝胆虽凉,相火之寄者仍在,相火原为龙雷之火,不可纯投以辛热之剂以触发之,少加茵陈,实兼有热因寒用之义也。(《医学衷中参西录·阳明病茵陈蒿汤栀子檗皮汤麻黄连轺赤小豆汤诸发黄证》)

案2 黄疸之证又有先受外感未即病,追酿成内伤而后发现者。岁在乙丑,客居沧州,自仲秋至孟冬一方多有黄疸证。其人身无大热,心中满闷,时或觉热,见饮食则恶心,强食之恒作呕吐,或食后不能下行,剧者至成结证,又间有腹中觉凉,食后饮食不能消化者。愚共治六十余人,皆随手奏效。其脉左似有热,右多郁象,盖其肝胆热而脾胃凉也。原因为本年季夏阴雨连旬,空气之中所含水分过度,人处其中,脏腑为湿所伤。肝胆属木,禀少阳之性,湿郁久则生热,脾胃属土,禀太阴之性,湿郁久则生寒,此自然之理也。为木因湿郁而生热,则胆囊之口肿胀,不能输其汁于小肠以化食,转溢于血分,色透肌表而发黄。为土因湿郁而生寒,故脾胃火衰,不能熟腐水谷,运转下行,是以恒作胀满,或成结证。为疏方用茵陈、栀子、连翘各三钱,泻肝胆之热,即以消胆囊之肿胀;厚朴、陈皮、生麦芽各二钱,生姜五钱开脾胃之郁,即以祛脾胃之寒;茯苓片、生薏米、赤小豆、甘草各三钱,泻脏腑之湿,更能培土以胜湿,且重用甘草即以矫茵陈蒿之劣味也_{此证}_{闻茵陈之味多恶心呕吐,故用甘草调之}。服一剂后,心中不觉热者,去栀子,加生杭芍三钱,再服一剂。若仍不能食者,用干姜二钱以代生姜。若心中不觉热转觉凉者,初服即不用栀子,以干姜代生姜。凉甚者,干姜可用至五六钱。呕吐者,加赭石六钱或至一两。服后吐仍不止者,可先用开水送服赭石细末四五钱,再服汤药。胃脘肠中结而不通者,用汤药送服牵牛炒熟头末三钱,通利后即减去。如此服至能进饮食,即可停药。黄色未退,自能徐消。此等黄疸,乃先有外感内伏,酿成内伤,当于《伤寒》、《金匮》所载之黄疸以外另为一种矣。

案3　又治一人,时当仲秋,寒热往来,周身发黄,心中烦热,腹中又似觉寒凉,饮食不甚消化,其脉左部弦硬,右部沉濡,心甚疑之,问其得病之由,答云:不知。因细问其平素之饮食起居,乃知因屋宇窄隘,六七月间皆在外露宿,且其地多潮湿,夜间雾露尤多。乃恍悟此因脏腑久受潮湿,脾胃属土,土为太阴,湿郁久则生寒,是以饮食不能消化。肝胆属木,木为少阳,湿郁久则生热,又兼有所寄之相火为之熏蒸,以致胆管肿胀闭塞,是以胆汁妄行,溢于血中而身黄也。舌上微有白苔,知其薄受外感,侵入三焦,三焦原为手少阳与足少阳并为游部,一气贯通,是以亦可作寒热,原当以柴胡和解之,其寒热自已,茵陈性近柴胡,同为少阳之药,因其身发黄,遂用茵陈三钱以代柴胡,又加连翘、薄荷叶、生姜各三钱,甘草二钱,煎汤服后,周身得汗足少阳不宜发汗,手少阳宜发汗,寒热往来愈,而发黄如故。于斯就其左右之脉寒热迥殊者,再拟一方治之。

茵陈三钱,栀子三钱,干姜三钱,白术三钱炒,厚朴二钱,焰硝五分研细。上六味,将前五味煎汤一大盅,乘热纳硝末融化服之。

方中之义,用栀子、茵陈以清肝胆之热,用干姜、白术、厚朴以除脾胃之寒,药性之凉热迥然不同,而汇为一方自能分途施治也。用焰硝者,因胆管之闭塞,恒有胆石阻隔,不能输其胆汁于小肠,焰硝之性善消,即使胆管果有胆石,服之亦不难消融也。(《医学

衷中参西录·阳明病茵陈蒿汤栀子檗皮汤麻黄连轺赤小豆汤诸
发黄证》)

三、栀子柏皮汤

[**组成**]　肥栀子擘,十五个　甘草炙,一两　黄柏二两

[**用法**]　上三味,以水四升,煮取一升半,去滓,分温再服。

[**主治**]　又伤寒身黄,发热,栀子柏皮汤主之。

此节示人,但见其身黄发热,即无腹满小便不利诸证,亦直可
以湿热成病断之也。

[**方论**]　栀子柏皮汤,此方之用意,欲以分消上中下之热也,
是以方中栀子善清上焦之热,黄柏善清下焦之热,加甘草与三药
并用,又能引之至中焦以清中焦之热也。且栀子、黄柏皆过于苦
寒,调以甘草之甘,俾其苦寒之性味少变,而不至有伤于胃也。
(《医学衷中参西录·阳明病茵陈蒿汤栀子檗皮汤麻黄连轺赤小
豆汤诸发黄证》)

第八章

白虎汤 / 承气汤类方

一、白 虎 汤

[组成] 知母六两　石膏打碎,一斤　甘草炙,二两　粳米六合

[用法] 上四味,以水一斗,煮米熟,汤成去滓。温服一升,日三服。

[主治] 伤寒脉滑而厥者,里有热,白虎汤主之。

伤寒脉浮滑,此以表有热、里有寒,白虎汤主之。

三阳合病,腹满身重,难以转侧,口不仁,面垢,谵语,遗尿。发汗则谵语;下之则额上生汗、手足逆冷。若自汗出者,白虎汤主之。

[加减] 伤寒定例,汗、吐、下后,用白虎汤者加人参,渴者用白虎汤亦加人参。而愚临证品验以来,知其人或年过五旬,或壮年在劳心劳力之余,或其人素有内伤,或禀赋羸弱,即不在汗、吐、下后与渴者,用白虎汤时,亦皆宜加人参。(《医学衷中参西录·石膏解》)

玄参色黑,味甘微苦,性凉多液。原为清补肾经之药,中心空而色白此其本色,药房多以黑豆皮水染之,则不见其白矣,故又能入肺以清肺家燥热,解毒消火,最宜于肺病结核、肺热咳嗽。《本经》谓其治产乳余疾,因其性凉而不寒,又善滋阴,且兼有补性凡名参者皆含

113

有补性,故产后血虚生热及产后寒温诸证,热入阳明者,用之最宜。愚生平治产后外感实热,其重者用白虎加人参汤以玄参代方中知母,其轻者用拙拟滋阴清胃汤方载三期,系玄参两半,当归三钱,生杭芍四钱,茅根二钱,甘草钱半,亦可治愈。(《医学衷中参西录·玄参解》)

寒温之证,最忌舌干。至舌苔薄而干,或干而且缩者,尤为险证。而究其原因,却非一致,有因真阴亏损者,有因气虚不上潮者,有因气虚更下陷者,皆可治以白虎加人参汤,更以生山药代方中粳米,无不效者。盖人参之性,大能补气,元气旺而上升,自无下陷之虞。而与石膏同用,又大能治外感中之真阴亏损。况又有山药、知母以濡润之呼?若脉象虚数者,又宜多用人参,再加玄参、生地滋阴之品,煎汤四五茶盅,徐徐温饮下。一次只饮一大口,防其寒凉下侵,致大便滑泻,又欲其药力感息上达,升元气以生津液,饮完一剂,再煎一剂,使药力昼夜相继,数日火退舌润,其病自愈。(《医学衷中参西录·人参解》)

[方论] 盖石膏生用以治外感实热,断无伤人之理,且放胆用之,亦断无不退热之理。惟热实脉虚者,其人必实热兼有虚热,仿白虎加人参汤之义,以人参佐石膏亦必能退热。特是药房轧细之石膏多系煅者,即方中明开生石膏,亦恒以煅者充之,因煅者为其素备,且又自觉慎重也。故凡用生石膏者,宜买其整块明亮者,自监视轧细凡石质之药不轧细,则煎不透方的。若购自药局中难辨其煅与不煅,迨将药煎成,石膏凝结药壶之底,倾之不出者,必系煅石膏,其药汤即断不可服。石膏之性,又善清瘟疹之热。石膏之性,又善清咽喉之热。

按:此证两次皆随手奏效者,诚以石膏得人参之助,能使深陷之热邪,徐徐上升外散,消解无余。加以芍药、甘草,以理下重腹疼,山药以滋阴固下,所以热消而痢亦愈也。又此证因初次外感之热邪未清,后虽经屡次服凉药清解,其热仍锢结莫解,迨蓄至期年之久,热邪勃然反复,必俟连次重用生石膏,始能消解无余。因悟得凡无新受之外感,而其脉象确有实热,屡服凉药不效,即稍效而后仍反复者,皆预有外感邪热伏藏其中,均宜重用生石膏清之,或石膏与人参并用以清之也。不然,则外邪留滞,消铄真阴,经年累月而浸成虚劳者多矣。志在活人者,何不防之于预,而有采于刍荛之言也。(《医学衷中参西录·石膏解》)

知母味苦,性寒,液浓而滑。其色在黄白之间,故能入胃以清外感之热,伍以石膏可名白虎二药再加甘草、粳米和之,名白虎汤,治伤寒温病热入阳明。(《医学衷中参西录·知母解》)

方书消证,分上消、中消、下消。谓上消口干舌燥,饮水不能解渴,系心移热于肺,或肺金本体自热不能生水,当用人参白虎汤;中消多食犹饥,系脾胃蕴有实热,当用调胃承气汤下之;下消谓饮一斗溲亦一斗,系相火虚衰,肾关不固,宜用八味肾气丸。

按:白虎加人参汤,乃《伤寒论》治外感之热传入阳明胃腑以致作渴之方。方书谓上消者宜用之,此借用也。愚曾试验多次,然必胃腑兼有实热者,用之方的。中消用调胃承气汤,此须细为斟酌,若其右部之脉滑而且实,用之犹可,若其人饮食甚勤,一时不食即心中怔忡,且脉象微弱者,系胸中大气下陷,中气亦随之下陷,宜用升补气分之药,而佐以收涩之品与健补脾胃之品,拙拟升陷汤后有治验之案可参观。若误用承气下之,则危不旋踵。至下消用八味肾气丸,其方《金匮》治男子消渴,饮一斗溲亦一斗。而愚尝试验其方,不惟治男子甚效,即治女子亦甚效。(《医学衷中参西录·治消渴方·玉液汤》)

[医案]

1. 温病

案1 本村崔姓童子,年十一岁。其家本业农,因麦秋忙甚,虽幼童亦作劳田间,力薄不堪重劳,遂得温病。手足扰动,不能安卧,谵语不休,所言者皆劳力之事,昼夜目不能瞑,脉虽有力,却非洪实。拟投以白虎加人参汤,又虑小儿少阳之体,外邪方炽,不宜遽用人参,遂用生石膏两半、蝉蜕一钱。煎服后诸病如故,复来询方,且言其苦于服药,昨所服者呕吐将半。愚曰:单用生石膏二两,煎取清汤,徐徐温饮之,即可不吐。乃如言服之,病仍不愈。再为诊视,脉微热退,谵语益甚,精神昏昏,不省人事。急用野台参两半,生石膏二两,煎汁一大碗,分数次温饮下,身热脉起,目遂得瞑,手足稍安,仍作谵语。又于原渣加生石膏、麦冬各一两,煎汤两盅,分两次温饮下,降大便一次,其色甚黑,病遂愈。

按: 治此证及上证之时,愚习用白虎汤,犹未习用白虎加人参汤也。经此两证后,凡其人年过六旬,及劳心劳力之余,患寒温证,而宜用白虎汤者必加人参。且统观以上三案,未用参之先,皆病势垂危,甫加参于所服药中,即转危为安,用之得当功效何其捷哉。(《医学衷中参西录·人参解》)

案2 曾治一邻村刘姓童子,年十三岁,于孟冬得伤寒证,七八日间,喘息鼻煽动,精神昏愦,时作谵语,所言皆劳力之事。其脉微细而数,按之无力。欲视其舌,干缩不能外伸。启齿探视,舌皮若瘰点作黑色,似苔非苔,频饮凉水,毫无濡润之意。愚曰:此病必得之劳力之余,胸中大气下陷,故津液不能上潮,气陷不能托火外出,故脉道瘀塞,不然何以脉象若是,恣饮凉水而不滑泻乎?病家曰:先生之言诚然,从前延医服药,分毫无效,不知尚可救否?曰:此证按寻常治法,一日只服药一剂,即对证亦不能见效,听吾用药勿阻,定可挽回。

遂用生石膏四两,党参、知母、生山药各一两,甘草二钱,煎汤一大碗,徐徐温饮下,一昼夜间连进二剂,其病遂愈。(《医学衷中参西录·石膏解》)

案 3 奉天北陵旁那姓幼子,生月余,周身壮热抽掣,两日之间不食乳,不啼哭,奄奄一息,待时而已。忽闻其邻家艾姓向有幼子抽风,经愚治愈,遂抱之来院求治。知与前证仿佛,为其系婴孩,拟用前方将白虎汤减半,为其抽掣甚剧,薄荷叶、钩藤钩、蜈蚣其数仍旧,又加全蝎三个,煎药一盅,不分次数徐徐温灌之,历十二小时,药灌已而抽掣愈,食乳知啼哭矣。翌日,又为疏散风清热镇肝之药,一剂痊愈。隔两日其同族又有三岁幼童,其病状与陈姓子相似,即治以陈姓子所服药,一剂而愈。此四证皆在暮春上旬,相隔数日之间,亦一时外感之气化有以使之然也。(《医学衷中参西录·蜈蚣解》)

寒温阳明腑病,原宜治以白虎汤,医者畏不敢用,恒以甘寒之药清之,遇病之轻者,亦可治愈,而恒至稽留余热_{甘寒药滞泥,故能闭}塞外感热邪,变生他证。迨至病久不愈,其脉之有力者,仍可用白虎汤治之,其脉之有力而不甚实者,可用白虎加人参汤治之。

案 4 曾治奉天中街内宾升靴铺中学徒,年十四五,得痨热喘嗽证。初原甚轻,医治数月,病势浸增,医者诿谓不治。遂来院(指张锡纯在沈阳创办的立达中医院。编者注)求为诊视,其人羸弱已甚,而脉象有力,数近六至,疑其有外感伏热,询之果数月之前,曾患瘟病,经医治愈。乃知其决系外感留邪,问其心中时觉发热,大便干燥,小便黄涩,遂投以白虎加人参汤,去粳米加生怀山药一两,连服数剂,病若失。见者讶为奇异,不知此乃治其外感,非治其内伤,而能若是之速效也。(《医学衷中参西录·石膏解》)

2. 产后恶露不尽

一妇人，年二十余。小产后数日，恶露已尽，至七八日，忽又下血。延医服药，二十余日不止。诊其脉洪滑有力，心中热而且渴。疑其夹杂外感，询之身不觉热，又疑其血热妄行，遂将方中生地改用一两，又加知母一两，服后血不止，而热渴亦如故。因思此证，实兼外感无疑。遂改用白虎加人参汤，以山药代粳米。方中石膏重用生者三两。煎汤两盅，分两次温饮下。外感之火遂消，血亦见止。仍与安冲汤一剂（炒白术六钱、生黄芪六钱、生龙骨捣细六钱、生牡蛎捣细六钱、大生地六钱、生杭芍三钱、海螵蛸捣细四钱、茜草三钱、川续断四钱。主治月经量多、崩漏、月经淋漓不断。编者注），遂痊愈。又服数剂，以善其后。（《医学衷中参西录·治女科方·安冲汤》）

3. 斑

吕沧洲云：一人，伤寒十余日，身热而静，两手脉尽伏。医者以为坏证弗与药。余诊之，三部脉举按皆无。舌苔滑，两颧赤如火，语言不乱。因告之曰：此子必大发赤斑，周身如锦纹。夫血脉之波澜也，今血为邪热所搏，掉而为斑，外现于皮肤，呼吸之气无形可倚，犹沟渠之水虽有风不能成波澜也，斑消则脉出矣。及揭其衾，而赤斑烂然。与白虎加人参汤化其斑，脉乃复常。

按：发斑至于无脉，其证可谓险矣。即遇有识者，细诊病情，以为可治，亦必谓毒火郁热盘踞经络之间，以阻塞脉道之路耳。而沧洲独断为发斑则伤血，血伤则脉不见。是诚沧洲之创论，然其言固信而有征也。

或问：叶氏治疟，遇其人阴虚燥热者，恒以青蒿代柴胡。后之论者，皆赞其用药，得化裁通变之妙。不知青蒿果可以代柴胡乎？答曰：疟邪伏于胁下两板油中，乃足少阳经之大都会。柴胡之力，能入其中,升提疟邪透膈上出,而青蒿无斯力也。若遇阴虚者,或热入于血分者,不妨多用滋阴凉血之药佐之。若遇燥热者,或热盛于气分者,不妨多用清燥散火之药佐之。(《医学衷中参西录·治瘟疫瘟疹方·青盂汤》)

二、通变白虎加人参汤

[**组成**]　生石膏捣细,二两　生杭芍八钱　生山药六钱　人参用野党参按此分量、若辽东真野参宜减半、至高丽参则断不可用,五钱　甘草二钱

[**用法**]　上五味,用水四盅,煎取清汤两盅,分两次温饮之。

[**加减**]　其身体稍弱,又宜少用参、芪佐之。

痢证间有凉者,然不过百中之一耳,且又多系纯白之痢。又必脉象沉迟,且食凉物,坐凉处则觉剧者。治以干姜、白芍、小茴香各三钱,山楂四钱,生山药六钱,一两剂即愈。

[**主治**]　治下痢,或赤,或白,或赤白参半,下重腹疼,周身发热,服凉药而热不休,脉象确有实热者。

[**方论**]　此方即《伤寒论》白虎加人参汤,以芍药代知母、山药代粳米也。痢疾身热不休,服清火药而热亦不休者,方书多诿为不治。夫治果对证,其热焉有不休之理?此乃因痢证夹杂外感,其外感之热邪,随痢深陷,永无出路,以致痢为热邪所助,日甚一日而永无愈期。惟治以此汤,以人参助石膏,能使深陷之邪,徐徐上升外散,消解无余。加以芍药、甘草以理下重腹疼,山药以滋阴固下。

用白芍者,诚以痢证必兼下坠腹疼。即系凉痢,其凉在肠胃,而其肝胆间必有伏热,亦防其服热药而生热也。

按：外感之热已入阳明胃腑，当治以苦寒，若白虎汤、承气汤是也。若治以甘寒，其病亦可暂愈，而恒将余邪锢留胃中，变为骨蒸劳热，永久不愈《世补斋医书》论之甚详。石膏虽非苦寒，其性寒而能散若煅用之则敛矣，故石膏不可煅用且无汁浆，迥与甘寒粘泥者不同。而白虎汤中，又必佐以苦寒之知母，即此汤中，亦必佐以芍药，芍药亦味苦《本经》微寒之品，且能通利小便。故佐以石膏，可以消解阳明之热而无余也。

痢证，又有肝胆肠胃先有郁热，又当暑月劳苦于烈日之中，陡然下痢，多带鲜血，脉象洪数，此纯是一团火气。宜急用大苦大寒之剂，若芩、连、知、柏、胆草、苦参之类，皆可选用。亦可治以白虎汤，方中生石膏必用至二两，再加生白芍一两。若脉大而虚者，宜再加人参三钱。若其脉洪大甚实者，可用大承气汤下之，而佐以白芍、知母。

有痢久而清阳下陷者，其人或间作寒热，或觉胸中短气。当于治痢药中，加生黄芪、柴胡以升清阳。脉虚甚者，亦可酌加人参。又当佐以生山药以固下焦，然用药不可失于热也。有痢初得，兼受外感者，宜于治痢药中，兼用解表之品。其外邪不随痢内陷，而痢自易治。不然，则成通变白虎加人参汤所主之证矣。（《医学衷中参西录·治痢方·通变白虎加人参汤》）

其脉按之不实者，可治以拙拟化滞汤。方中之意用芍药以泄肝之热；甘草以缓肝之急；莱菔子以开气分之滞；当归、山楂以化血分之滞；生姜与芍药并用又善调寒热之互相凝滞；且当归之汁液最滑，痢患滞下而以当归滑之，其滞下愈而痢自愈也。

若当此期不治，或治以前方而仍不愈，或迁延数旬或至累月，其腹疼浸剧，所下者虽未甚改色，而间杂以脂膜，其脉或略数或微虚，宜治以拙拟燮理汤。方中之意，黄连肉桂等分并用，能交阴阳于顷刻,以化其互争,实为燮理阴阳之主药,即为解寒火凝滞之要品,况肉桂原善平肝,黄连原善厚肠,二药相助为理,则平肝不失于热,厚肠不失于凉;又佐以芍药、甘草,善愈胶疼,亦即善解寒火凝滞也;用山药者,下痢久则阴分必亏,山药之多液,可滋脏腑之真阴,且下痢久则气化不固,山药之益气,更能固下焦之气化也;用金银花、牛蒡子者,因所下者杂以脂膜,肠中似将腐烂,两药善解疮疡热毒即可预防肠中腐烂也。其脉象若有实热,或更兼懒进饮食者,宜用此药汤送服去皮鸦胆子三十粒。

痢证虽因先有积热后为凉迫而得,迨其日久,又恒有热无凉,犹伤于寒者之转病热也。所以此方虽黄连、肉桂等分并用,而肉桂之热究不敌黄连之凉。况重用白芍以为黄连之佐使,见其脉象有热者,又以之送服鸦胆子仁,是此汤为燮理阴阳之剂,而实则清火之剂也。愚生平用此方治愈之人甚多,无论新痢、久痢皆可用。

(《医学衷中参西录·论痢证治法》)

[**禁忌**] 凡病患酷嗜之物,不可力为禁止。尝见患痢者,有恣饮凉水而愈者,有饱食西瓜而愈者。总之,人之资禀不齐,病之变态多端,尤在临证时,精心与之消息耳。

初得虽可下之,然必确审其无外感表证,方可投以下药。

痢证忌用滞泥之品,然亦不可概论。

[**医案**]

痢疾

案 1 一媪,年六旬,素多疾病。于夏季晨起,偶下白痢,至暮十余次。秉烛后,忽然浑身大热,不省人事,循衣摸床,呼之不应。其脉洪而无力,肌肤之热烙指。知系气分热痢,又兼受暑,多病之身,不能支持,故精神昏愦如是也。急用生石膏三两、野台参四钱,煎汤一大碗,徐徐温饮下,至夜半尽剂而醒,痢亦遂愈。诘朝煎渣再服,其病脱然。

案2 一人,年四十二,患白痢,常觉下坠,过午尤甚,心中发热,间作寒热。医者于治痢药中,重用黄连一两清之,热如故,而痢亦不愈。留连两月,浸至不起。诊其脉,洪长有力,亦投以此汤(通变白虎加人参汤:生石膏二两、生杭芍八钱、生山药六钱、人参五钱、甘草二钱。编者注)。为其间作寒热,加柴胡二钱,一剂热退痢止,犹间有寒热之时。再诊其脉,仍似有力,而无和缓之致。知其痢久,而津液有伤也,遂去白芍、柴胡,加玄参、知母各六钱,一剂寒热亦愈。

案3 一人,年五十余,于暑日痢而且泻,其泻与痢俱带红色,下坠腹疼,噤口不食。医治两旬,病势浸增,精神昏愦,气息奄奄。诊其脉,细数无力,周身肌肤发热。询其心中亦觉热,舌有黄苔,知其证夹杂暑温。暑气温热,弥漫胃口,又兼痢而且泻,虚热上逆,是以不能食也。遂用生山药两半、滑石一两、生杭芍六钱、粉甘草三钱,一剂诸病皆见愈,可以进食。又服一剂痊愈。此证用滑石不用石膏者,以其证兼泻也。为不用石膏,即不敢用人参,故倍用山药以增其补力。此就通变之方,而又为通变也。(《医学衷中参西录·治痢方·通变白虎加人参汤》)

三、白虎加桂枝汤

[组成] 知母六两 甘草炙,二两 石膏一斤 粳米二合 桂枝去皮,三两

[主治] 温疟者,其脉如平,身无寒但热,骨节疼烦,时呕,白虎加桂枝汤主之。

[方论] 《别录》石膏原文:石膏除时气,头疼身热,三焦大

热,肠胃中结气,解肌发汗,止消渴、烦逆,腹胀暴气,咽痛,亦可作浴汤。

按:解肌者,其力能达表,使肌肤松畅,而内蕴之热息息自毛孔透出也。其解肌兼能发汗者,言解肌之后,其内蕴之热又可化汗而出也。特是后世之论石膏者,对于《本经》之微寒既皆改为大寒,而对于《别录》之解肌发汗,则尤不相信。即如近世所出之本草,若邹润安之《本经疏证》、周伯度之《本草思辨录》,均可为卓卓名著,而对于《别录》谓石膏能解肌发汗亦有微词,今试取两家之论说以参考之。(《医学衷中参西录·深研白虎汤之功用》)

四、竹叶石膏汤

[**组成**]　竹叶二把　石膏一斤　半夏洗,半升　麦门冬一升　人参三两　甘草炙,二两　粳米半升

[**用法**]　上七味,以水一斗,煮取六升,去滓,纳粳米,煮米熟,汤成,去米,温服一升,日三服。

[**主治**]　《伤寒论》原文:伤寒解后,虚羸少气,气逆欲吐者,竹叶石膏汤主之。

[**方论**]　邹润安曰:石膏体质最重,光明润泽,乃随击即解,纷纷星散,而丝丝纵列,无一缕横陈,故其性主解横溢之热邪,此正石膏解肌之所以然。至其气味辛甘,亦兼具解肌之长,质重而大寒,则不足于发汗,乃《别录》于杏仁曰解肌,于大戟曰发汗,石膏则以解肌发汗连称,岂以仲圣尝用于发汗耶? 不知石膏治伤寒阳明病之自汗,不治太阳病之无汗,若太阳表实而兼阳明热郁,则以麻黄发汗,石膏泄热,无舍麻黄而专用石膏者。白虎汤治无表证之自汗,且戒人以无汗勿与,即后世发表经验之方,亦从无用石

膏者,所谓发表不远热也。然则解肌非欤?夫白虎证至表里俱热,虽尚未入血分成腑实,而阳明气分之热已势成连横,非得辛甘寒解肌之石膏,由里达表以散其连横之势,热焉得除,而汗焉得止,是则石膏解肌所以止汗,非所以出汗。他如竹叶石膏汤、白虎加桂枝汤,非不用于无汗,而其证则非发表之证,学者勿过泥《别录》可耳。

无汗禁用白虎之言,《伤寒论》未见,欲自是其说,而设为古人之言以自作证据,其误古人也甚矣。至讲解肌为止汗,则尤支离,不可为训。(《医学衷中参西录·深研白虎汤之功用》)

前节是病时过用凉药伤其阳分。此节是病时不能急用凉药以清外感之热致耗阴分。且其大热虽退,仍有余热未清,是以虚赢少气、气逆欲吐,此乃阴虚不能恋阳之象,又兼有外感之余热为之助虐也。故方中用竹叶、石膏以清外感之热,又加人参、麦冬协同石膏以滋阴分之亏。

盖石膏与人参并用,原有化合之妙,能于余热未清之际立复真阴也。用半夏者,降逆气以止吐也。用甘草、粳米者,调和胃气以缓石药下侵也。自常情观之,伤寒解后之余热,何必重用石膏,以生地、玄参、天冬、麦冬诸药亦可胜任,然而甘寒留邪,可默酿痨瘵之基础,此又不可不知也。(《医学衷中参西录·不分经之病烧裩散证理中丸证竹叶石膏汤证》)

五、大黄䗪虫丸

[组成] 大黄蒸,十分 黄芩二两 甘草三两 桃仁一升 杏仁一升 芍药四两 干地黄十两 干漆一两 虻虫一升 水蛭百枚 蛴螬一升 䗪虫半升

[**主治**]　五劳虚极，干血内停证。形体羸瘦，少腹挛急，腹痛拒按，或按之不减，腹满食少，肌肤甲错，两目无神，目眶暗黑，舌有瘀斑，脉沉涩或弦。

[**方论**]　仲景抵当汤、大黄䗪虫丸、百劳丸，皆用水蛭，而后世畏其性猛，鲜有用者，是未知水蛭之性也。《本经》曰：水蛭气味咸平无毒，主逐恶血、瘀血、月闭，破癥瘕、积聚、无子、利水道。徐灵胎注云：凡人身瘀血方阻，尚有生气者易治，阻之久则生气全消而难治。盖血既离经，与正气全不相属，投之轻药，则拒而不纳，药过峻，又转能伤未败之血，故治之极难。水蛭最善食人之血，而性又迟缓善入。迟缓则生血不伤，善入则坚积易破，借其力以消既久之滞，自有利而无害也。观《本经》之文与徐氏之注，则水蛭功用之妙，为何如哉。特是徐氏所谓迟缓善入者，人多不解其理。盖水蛭行于水中，原甚迟缓。其在生血之中，犹水中也，故生血不伤也。着人肌肉，即紧贴善入。其遇坚积之处，犹肌肉也，故坚积易消也。（《医学衷中参西录·治女科方·理冲丸》）

尝思治吐血、衄血者，止其吐衄非难，止其吐衄而不使转生他病是为难耳。盖凡吐衄之证，无论其为虚、为实、为凉_{此证间有凉}者、为热，约皆胃气上逆《内经》谓阳明厥逆衄呕血，或胃气上逆更兼冲气上冲，以致血不归经，由吐衄而出也。治之者，或以为血热妄行，而投以极凉之品；或以为黑能胜红，而投以药炒之炭。如此治法，原不难随手奏效，使血立止，迨血止之后，初则有似发闷，继则饮食减少，继则发热劳嗽。此无他，当其胃气上逆，冲气上冲之时，排挤其血离经妄行，其上焦、中焦血管尽为血液充塞，而骤以凉药及药炭止之，则血管充塞之血强半凝结其中，而不能流通，此所以血止之后，始则发闷减食，继则发热劳嗽也。此时若遇明医理者，知其为血痹虚劳，而急投以《金匮》血痹虚劳门之大黄䗪虫丸,或陈大夫所传仲景之百劳丸,以消除瘀血为主,而以补助气血之药辅之,可救十中之六七。然治此等证而能如此用药者,生平实不多见也。至见其发闷而投以理气之药,见其食少而投以健胃之药,见其发劳嗽而投以滋阴补肺之药,如此治法百中实难愈一矣。而溯厥由来,何莫非但知用凉药及用药炭者阶之厉也。然凉药亦非不可用也,试观仲景泻心汤,为治吐血、衄血之主方,用黄连、黄芩以清热,而必倍用大黄原方芩、连各一两,大黄二两以降胃破血,则上焦、中焦血管之血不受排挤,不患凝结,是以芩、连虽凉可用也。至于药炭亦有可用者,如葛可久之十灰散,其中亦有大黄,且又烧之存性,不至过烧为灰,止血之中,仍寓降胃破血之意也,其差强人意耳。愚临证四十余年,泻心汤固常用之,而于十灰散实未尝一用也。然尝仿十灰散之意,独用血余煅之存性将剃下短发洗净,锅炒至融化,晾冷轧细,过罗用之,《本经》发髲即靠头皮之发,用之以治吐衄,既善止血,又能化瘀血、生新血,胜于十灰散远矣。

至《金匮》之方,原宜遵用,亦不妨遵古方之义而为之变通。如泻心汤方,若畏大黄之力稍猛,可去大黄,加三七以化瘀血、赭石以降胃镇冲。曾拟方用黄芩、黄连各三钱,赭石六钱,煎汤送服三七细末二钱。若不用黄连,而用瓜蒌仁六钱代之更佳。盖黄连有涩性,终不若蒌仁能开荡胸膈、清热降胃,即以引血下行也。至欲用大黄䗪虫丸,而畏水蛭、干漆之性甚烈,可仿其意,用生怀山药二两,山楂一两,煎汤四茶杯,调以蔗糖,令其适口,为一日之量,每饮一杯,送服生鸡内金末一钱,既补其虚,又化其瘀,且可以之当茶,久服自见功效。(《医学衷中参西录·论治吐血、衄血不可但用凉药及药炭强止其血》)

六、调胃承气汤

[**组成**] 大黄去皮、清酒浸,四两 甘草炙,二两 芒硝半升

[**用法**] 上二味,哎咀,以水三升,煮取一升,去滓,纳芒硝,再上火微煮令沸,少少温服之。(《医学衷中参西录·阳明病三承气汤证》)

[**主治**] 太阳病三日,发汗不解,蒸蒸发热者,属胃也,调胃承气汤主之。

伤寒十三日,过经。谵语者,以有热也,当以汤下之。若小便利者,大便当硬,而反下利,脉调和者,知医以丸药下之,非其治也。若自下利者,脉当微厥,今反和者,此为内实也,调胃承气汤主之。

太阳病未解,脉阴阳俱停一作微,必先振栗,汗出而解;但阳脉微者,先汗出而解;但阴脉微一作尺脉实者,下之而解。若欲下之,宜调胃承气汤。

太阳病,过经十余日,心下温温欲吐,而胸中痛,大便反溏,腹微满,郁郁微烦。先此时自极吐下者,与调胃承气汤;若不尔者,不可与;但欲呕、胸中痛、微溏者,此非柴胡汤证,以呕故知极吐下也,与调胃承气汤。

伤寒脉浮,自汗出,小便数,心烦,微恶寒,脚挛急,反与桂枝,欲攻其表,此误也……若胃气不和谵语者,少与调胃承气汤。

发汗后恶寒者,虚故也;不恶寒,但热者,实也,当和胃气,与调胃承气汤。

阳明病,不吐不下,心烦者,可与调胃承气汤。

[**方论**] 大黄虽为攻下之品,原善清血分之热,心中发烦实

为血分有热也。大黄浸以清酒，可引其苦寒之性上行，以清心之热而烦可除矣。证无大便燥结而仍用芒硝者，《内经》谓：热淫于内治以咸寒。芒硝味咸性寒，实为心家对宫之药心属火，咸属水，故为心家对宫之药，其善清心热，原有专长，故无大便燥结证而亦加之也。用甘草者，所以缓药力之下行，且又善调胃也。不用朴、实者，因无大便燥结及腹满之证也。（《医学衷中参西录·阳明病三承气汤证》）

按：此方分两次服，则大黄二两当为今之六钱古一两为今之三钱，厚朴四两为当今之一两二钱。夫阳明病用此方者，乃急下之以清阳明之燥热也；少阴病用此方者，急下之以存少阴之真阴也。清热存阴，不宜再用燥热之药明矣。厚朴虽温而非热，因其有燥性，温燥相合即能化热，方中竟重用之使倍于大黄，混同煎汤，硝、黄亦不觉其凉矣。况厚朴味辛，又具有透表之力，与阳明病汗多者不宜，诚恐汗多耗津，将燥热益甚也。以愚意揣之，厚朴之分量其为传写之误无疑也。且小承气汤，厚朴仅为大黄之半，调胃承气汤，更减去厚朴不用，是知承气之注重药在大黄，不在厚朴。比例以观，益知厚朴之分量有差误也。

再者，大承气汤方载于阳明篇第三十节后。此节之文原以阳明病脉迟五字开端，所谓脉迟者，言其脉象虽热而至数不加数也非谓其迟于平脉。此乃病者身体素壮，阴分尤充足之脉。病候至用大承气汤时，果能有如此脉象，投以大承气汤原方，亦可随手奏效。而今之大承气汤证如此脉象者，实不多见也。此乃半关天时、半关人事，实为古今不同之点。即厚朴之分量原本如是，医者亦当随时制宜为之通变化裁，方可为善师仲景之人。非然者，其脉或不迟而数，但用硝、黄降之犹恐降后不解，因阴虚不能胜其燥热也，况更重用厚朴以益其燥热乎！又或其脉纵不数，而热实脉虚,但用硝、黄降之犹恐降后下脱,因其气分原亏,不堪硝、黄之推荡也,况敢重用厚朴同枳实以破其气乎! 昔叶香岩用药催生,曾加梧桐叶一片作引,有效之者,转为香岩所笑。或问其故。香岩谓:"余用梧桐叶一片时,其日为立秋,取梧桐一叶落也。非其时,将用梧桐叶何为?"由斯知名医之治病,莫不因时制宜,原非胶柱鼓瑟也。

是以愚用承气汤时,大黄、芒硝恒皆用至七八钱,厚朴、枳实不过用二钱。或仿调胃承气汤之义,皆减去不用,外加生赭石细末五六钱,其攻下之力不减大承气原方,而较诸原方用之实为稳妥也。至其脉象数者,及脉象虽热而重按无力者,又恒先投以大剂白虎加人参汤,煎汤一大碗,分数次温饮下,以化胃中燥热,而由胃及肠即可润其燥结,往往有服未终剂,大便即通下者。且下后又无虞其不解,更无虑其下脱也。其间有大便未即通下者,可用玄明粉三钱,或西药硫苦四钱,调以蜂蜜,开水冲服;或外治用猪胆汁导法,或用食盐_{若用熬火硝所出之盐更佳}融水灌肠,皆可通下。至通下之后,亦无不愈者,《衷中参西录》第六卷所载治愈寒温诸案可考也。(《医学衷中参西录·论大承气汤厚朴分量似差及变通法》)

至于愚用承气汤之经过,又恒变化多端,不拘拘于三承气汤中之药味也。(《医学衷中参西录·阳明病三承气汤证》)

[医案]

1. 温病

案1 友人刘干臣之女,嫁与邻村,得温病,干臣邀愚往视。其证表里俱热,胃口满闷,时欲呕吐,舌苔白而微黄,脉象洪滑,重按未实,问其大便,昨行一次微燥,一医者欲投以调胃承气汤,疏方尚未取药。愚曰:此证用承气汤尚早。遂另为疏方用生石膏一两,碎竹茹六钱,青连翘四钱,煎汤服后,周身微汗,满闷立减,亦不复欲呕吐,从前小便短少,自此小便如常,其病顿愈。(《医学衷中参西录·竹茹解》)

案2 又治一人素伤烟色,平日大便七八日一行,今因受外感实热,十六七日大便犹未通下,心中烦热,腹中胀满,用洗肠法下燥粪少许,而胀满烦热如旧,医者谓其气虚脉弱,不敢投降下之药。及愚诊之,知其脉虽弱而火则甚实,遂用调胃承气汤加野台参四钱,生赭石、天门冬各八钱,共煎汤一大碗,分三次徐徐温饮下,饮至两次,腹中作响,觉有开通之意,三次遂不敢服,迟两点钟大便通下,内热全消,霍然愈矣。(《医学衷中参西录·阳明病三承气汤证》)

2. 妊娠便秘

至于妊妇外感热实,大便燥结者,承气汤亦不妨用,《内经》所谓"有故无殒,亦无殒也。"然此中须有斟酌,以上所列方中诸药,芒硝断不可用,至赭石则三月以前可用,三月以后不可用,其余虽皆可用,然究宜先以白虎汤或白虎加人参汤代承气,即不能完全治愈,后再用承气时亦易奏效也。

曾治一妇人,妊过五月,得伤寒证,八九日间脉象洪实,心中热而烦躁,大便自病后未行,其脐上似有结粪,按之微疼,因其内热过甚,先用白虎加人参汤清之,连服两剂内热颇见轻减,而脐上似益高肿,不按亦疼,知非服降下之药不可也。然从前服白虎加人参汤两剂,知其大便虽结不至甚燥,治以降下之轻剂当可奏效,为疏方,用大黄、野台参各三钱,真阿胶不炒另炖兑服、天冬各五钱,煎汤服下即觉脐上开通,过一点钟,疼处即不疼矣。又迟点半钟,下结粪十余枚,后代溏粪,遂觉霍然痊愈,后其胎气亦无所损,届期举子矣。至方中之义,大黄能下结粪,有人参以驾驭之,则不至于伤胎。又辅以阿胶，取其既善保胎，又善润肠，则大便之燥者可以不燥矣。用天冬者，取其凉润微辛之性（细嚼之实有辛味），最能下行以润燥开瘀，兼以解人参之热也。（《医学衷中参西录·阳明病三承气汤证》）

七、大承气汤

[**组成**]　大黄酒洗,四两　厚朴炙、去皮,半斤　枳实炙,五枚
芒硝三合

[**用法**]　上四味，以水一斗，先煮二物，取五升，去滓，纳大黄，煮取二升，去滓，纳芒硝，更上微火一两沸，分温再服，得下，余勿服。

[**主治**]　伤寒六七日，目中不了了，睛不和，无表里证，大便难，身微热者，此为实也。急下之，宜大承气汤。

得病二三日，脉弱，无太阳柴胡证，烦躁、心下硬；至四五日，虽能食，以小承气汤少少与，微和之，令小安；至六日，与承气汤一升。若不大便六七日，小便少者，虽不受食，但初头硬，后必溏，未定成硬，攻之必溏；须小便利，屎定硬，乃可攻之，宜大承气汤。

伤寒若吐若下后不解，不大便五六日，上至十余日，日晡所发潮热，不恶寒，独语如见鬼状；若剧者，发则不识人，循衣摸床，惕而不安，微喘直视，脉弦者生，涩者死。微者，但发热谵语者，大承气汤主之。若一服利，则止后服。

病人烦热，汗出则解；又如疟状，日晡所发热者。属阳明也。脉实者，宜下之；脉浮虚者，宜发汗。下之与大承气汤，发汗宜桂枝汤。

病人小便不利，大便乍难乍易，时有微热，喘冒不能卧者，有

燥屎也,宜大承气汤。

产后七八日,无太阳证,少腹坚痛,此恶露不尽。不大便,烦躁发热,切脉微实,再倍发热,日晡时烦躁者,不食,食则谵语,至夜即愈,宜大承气汤主之。热在里,结在膀胱也。

大下后,六七日不大便,烦不解,腹满痛者,此有燥屎也。所以然者,本有宿食故也,宜大承气汤。

阳明病,发热汗多者,急下之,宜大承气汤。

阳明病,脉迟,虽汗出不恶寒者,其身必重,短气,腹满而喘,有潮热者,此外欲解,可攻里也。手足濈然汗出者,此大便已硬也,大承气汤主之;若汗多,微发热恶寒者,外未解也;一法与桂枝汤,其热不潮,未可与承气汤;若腹大满不通者,可与小承气汤微和胃气,勿令至大泄下。

阳明病,下之,心中懊憹而烦,胃中有燥屎者,可攻。腹微满,初头硬,后必溏,不可攻之。若有燥屎者,宜大承气汤。

阳明病,谵语有潮热,反不能食者,胃中必有燥屎五六枚也;若能食者,但硬耳,宜大承气汤下之。

阳明少阳合病,必下利。其脉不负者,为顺也;负者,失也。互相克贼,名为负也。脉滑而数者,有宿食也,当下之,宜大承气汤。

二阳并病,太阳证罢,但发潮热,手足漐漐汗出,大便难而谵语者,下之则愈,宜大承气汤。

病解能食,七八日更发热者,此为胃实,大承气汤主之。

下利,脉迟而滑者,实也,利去欲止,急下之,宜大承气汤。

下利,脉反滑者,当有所去,下乃愈,宜大承气汤。

下利三部脉皆平,按之心下坚者,急下之,宜大承气汤。

下利已差,至其年月日时复发者,以病不尽故也,当下之,宜大承气汤。

痉为病，胸满口噤，卧不着席，脚挛急，必齘齿，可与大承气汤。

发汗不解，腹满痛者，急下之，宜大承气汤。

腹满不减，减不足言，当下之，宜大承气汤。

少阴病，得之二三日，口燥咽干者，急下之，宜大承气汤。

少阴病，六七日，腹胀、不大便者，急下之，宜大承气汤。

少阴病，自利清水，色纯青，心下必痛，口干燥者，急下之，宜大承气汤。

[**方论**] 大承气汤方，所以通肠中因热之燥结也。故以大黄之性善攻下，且善泻热者为主药。然药力之行必恃脏腑之气化以斡旋之，故佐以朴、实以流通肠中郁塞之气化，则大黄之攻下自易为力矣。用芒硝者，取其性寒味咸，善清热又善软坚，且兼有攻下之力，则坚结之燥粪不难化为溏粪而通下矣。方中之用意如此，药味无多，实能面面精到，而愚对于此方不无可疑之点，则在其药味分量之轻重也。

《本经》谓大黄能推陈致新，是以有黄良之名，在阳明蕴有实热大便燥结者，原宜多用。至厚朴不过为大黄之辅佐品，竟重用至半斤，较大黄之分量为加倍，若按一两为今之三钱折算，复分两次服之，则一次所服之药，当有厚朴一两二钱。夫厚朴气温味辛，若多用之，能损人真气，为人所共知，而其性又能横行达表，发出人之热汗。

忆愚少时，曾治一阳明实热大便燥结证，方中用大黄三钱，服后大便未通下，改延他医，方中重用厚朴一两，服后片时出热汗遍体，似喘非喘，气弱不足以息，未逾半日而亡矣。

此诚可为前车之鉴也。是以愚谓此方之分量必有差误，即如今人著一书几经校对,又差误歧出,况《伤寒论》一书,其初行于世者原无定本,至晋王叔和始为之编辑厘定,后至宋成无己始为之注疏付梓,此中不知几经传写,能保其无差误乎?乃后世注疏诸家,对于此等处,不顾其方之可用不可用,而必曲为之说,以致遗误后人,此正所以深误古人也。

愚疑此方厚朴之分量,当亦如小承气汤为大黄分量之半,其原本或为厚朴之分量半大黄,大抵由此半字而误为半斤也。

大承气汤所主之证,原宜脉迟,其有脉不迟而洪实有力者,亦不妨用。惟其脉不迟而转数,若因大便燥结,而遽投以大承气汤,其脉之无力者,恒因大便通后而虚脱。其脉之有力者,下后纵不至虚脱,其病亦必不能愈,所谓降后不解也。凡遇此等脉,必设法将其脉数治愈,然后再通其大便。(《医学衷中参西录·阳明病三承气汤证》)

[医案]

1. 厥证

李士材曰:社友韩茂远伤寒,九日以来,口不能言,目不能视,体不能动,四肢俱冷。众皆曰阴证。比余诊之,六脉皆无。以手按腹,两手护之,眉绉作楚。按其跌阳,大而有力。知其腹有燥粪,欲与大承气汤。病家惶惧,不敢进。余曰:吾郡能辨是证者,唯施笠泽耳。延至诊之,与余言若合符节。遂投以大承气汤,下燥粪六七枚。口能言,体能动。若"按手不及足"者,何以辨此证哉。

2. 便秘

案1 奉天林布都道尹之哲嗣凤巢,患癫狂证,居大连东人医院,调治年余,东人治以西法,日饮以缬草即中药之甘松丁儿,谓系为调养神经之妙品,然终分毫无效。后来奉至院中求治,知系顽痰过盛,充塞其心脑相通之路,因以隔阂其神明也。投以大承气汤,加生赭石细末两半,同煎汤,送服甘遂细末钱半,降下痰涎若干。后间三日服一次,服至四次痊愈。(《医学衷中参西录·致陆晋笙书》)

案2 一人年过四旬,胁下焮疼,大便七八日未行,医者投以大承气汤,大便未通而胁下之疼转甚。其脉弦而有力,知系肝气胆火恣盛也,投以拙拟金铃泻肝汤方载三期四卷,系川楝子五钱,乳香、没药各四钱,三棱、莪术各三钱,甘草一钱加柴胡、龙胆草各四钱,服后须臾大便通下,胁疼顿愈。审是则《本经》谓柴胡主肠胃中饮食积聚,推陈致新者,诚非虚语也。且不但能通大便也,方书通小便亦多有用之者,愚试之亦颇效验。盖小便之下通,必由手少阳三焦,三焦之气化能升而后能降,柴胡不但升足少阳实兼能升手少阳也。(《医学衷中参西录·柴胡解》)

案3 又治一少妇,于大怒之余感冒伤寒,热传阳明,大便燥结,医者两次投以大承气皆吐出。诊其脉弦长有力,盖脉现弦长,无论见于何部,皆主肝火炽盛,此不受药之所以然也。遂于大承气汤中将朴、实减轻朴实各用钱半,加生杭芍、生赭石各一两,临服药时,又恐药汤入口即吐出,先用白开水送服生赭石细末三钱,继将药服下,阅三点钟大便通下而病即愈矣。(《医学衷中参西录·阳明病三承气汤证》)

有服承气汤后,大便之燥结不下,继服些许他药而燥结始下者,试再举两案以明之。

案4 邑中名医刘肃亭蕴度先生,愚初学医时,家中常延之,一日,见先生治一伤寒热入阳明大便燥结证,从前医者,投以大承气汤两剂不下,继延先生治之,单用威灵仙三钱,煎汤服后大便通下,病亦遂愈。

愚疑而问曰:威灵仙虽能通利二便,以较硝、黄攻下之力实远不如,乃从前服大承气汤两剂大便不下,何先生只用威灵仙三钱而大便即下乎?答曰:其中原有妙理,乃前后所用之药相借以成功也。盖其从前所服之大承气汤两剂,犹在腹中,因其脏腑之气化偶滞,药力亦随之停顿,借威灵仙走窜之力以触发之,则硝、黄力之停顿者,可陡呈其开通攻决之本性,是以大便遂通下也。是威灵仙之于硝、黄,犹如枪炮家导火之线也。愚闻如此妙论,顿觉心地开通,大有会悟,后有仿此医案之时,亦随手奏效。因并录之于此,由此知医学虽贵自悟,亦必启发之有自也。

案5　邻村霍印科愚师兄弟也,当怒动肝火之余感受伤寒,七八日间腹中胀满,大便燥结,医者投以大承气汤,大便未通下,肋下转觉疼不可支。其脉左部沉弦有力,知系肝经气郁火盛,急用柴胡三钱,生麦芽一两,煎汤服后,至半点钟肋下已不觉疼,又迟一点余钟,大便即通下。大便下后,腹即不胀,而病脱然痊愈矣。

此案实仿前案之义,亦前后药力相借以通大便也。盖肾为二便之关,肝行肾之气,肝又主疏泄,大便之通与不通,实于肝有关系也。调其肝郁,即可以通行大便,此中原有至理。至于调肝用柴胡而又必佐以生麦芽者,因麦芽生用亦善调肝者也。且柴胡之调肝,在于升提,生麦芽之调肝,在于宣通,若因肝不舒但用柴胡以升提之,恐初服下时肋下之疼将益剧。惟柴胡之升提,与麦芽之宣通相济以成调肝气之功,则肝气之郁者自开,遏者自舒,而徐还其疏泄之常矣。且柴胡之性不但善调肝气也,《神农本草经》谓柴胡主心腹肠胃中结气,饮食积聚,寒热邪气,推陈致新。三复《神农本草经》之文,是柴胡不但善于调肝,兼能消胀满通大便矣。然柴胡非降下之药也,其于大便之当通者,能助硝黄以通之,若遇脾胃之气下溜大便泄泻者,伍以芪、术转能升举脾胃之气以止泄泻,柴胡诚妙药也哉。善于用柴胡者,自能深悟此中之妙理也。
(《医学衷中参西录·阳明病三承气汤证》)

3. 痢疾

曾治一少年,下痢,昼夜无数,里急后重。投以清火通利之药
数剂,痢已减半而后重分毫不除。疑其肠中应有阻隔,投以大承
气汤,下燥粪长数寸而愈。设此证,若不疑其中有阻隔,则燥粪不
除,病将何由愈乎?(《医学衷中参西录·治痢方》)

八、小承气汤

[**组成**] 大黄_{酒洗,四两} 厚朴_{炙、去皮,二两} 枳实_{大者、炙,}
_{三枚}

[**用法**] 上三味,以水四升,煮取一升二合,去滓,分温二服。
初服汤当更衣,不尔者尽饮之。若更衣者,勿服之。

[**主治**] 《伤寒论》原文:阳明病脉迟,虽汗出,不恶寒者,其
身必重,短气腹满而喘,有潮热者,此外欲解,可攻里也。若腹大
满不通者,可与小承气汤,微和胃气,勿令大泄下。

《伤寒论》原文:阳明病,不吐不下,心烦者,可与调胃承气汤。

得病二三日,脉弱,无太阳柴胡证,烦躁、心下硬;至四五日,
虽能食,以小承气汤少少与,微和之,令小安。

太阳病,若吐若下若发汗后,微烦,小便数,大便因硬者,与小
承气汤和之,愈。

阳明病,谵语发潮热,脉滑而疾者,小承气汤主之。因与承气
汤一升,腹中转气者,更服一升;若不转气者,勿更与之。明日又
不大便,脉反微涩者,里虚也,为难治,不可更与承气汤也。

阳明病,脉迟,虽汗出不恶寒者,其身必重,短气,腹满而喘,

有潮热者,此外欲解,可攻里也。……若腹大满不通者,可与小承气汤微和胃气,勿令至大泄下。

阳明病,其人多汗,以津液外出,胃中燥,大便必硬,硬则谵语,小承气汤主之,若一服谵语止者,更莫复服。

下利谵语者,有燥屎也,宜小承气汤。

成无己曰:吐后心烦谓之内烦,下后心烦谓之盛烦,今阳明病不吐不下心烦,是胃有郁热也,故与调胃承气汤以下郁热。

喻嘉言曰:津液既不由吐下而伤,则心烦明系胃中热炽,故可与调胃承气汤。

王和安曰:从胃缓调使和而止,殆非下比也,谓其可与,盖犹有不可与者在,当精审而慎用之。(《医学衷中参西录·阳明病三承气汤证》)

[鉴别]

1. 白虎汤与白虎加人参汤

按:白虎汤、白虎加人参汤皆治阳明胃实之药,大、小承气汤皆治阳明肠实之药。而愚治寒温之证,于阳明肠实大便燥结者,恒投以大剂白虎汤,或白虎加人参汤,往往大便得通而愈,且无下后不解之虞。间有服药之后大便未即通下者,而少投以降下之品,或用玄明粉二三钱和蜜冲服,或用西药旃那叶钱半开水浸服,其大便即可通下。盖因服白虎汤及服白虎加人参汤后,壮热已消,燥结已润,自易通下也。(《医学衷中参西录·论大承气汤厚朴分量似差及变通法》)

2. 大承气汤

大承气汤所主之病,大肠中有燥粪,是以用芒硝软坚以化其燥粪。小承气汤所主之病为腹大满不通,是其病在于小肠而上连于胃,是以但用大黄、朴实以开通其小肠,小肠开通下行,大便不必通下，即通下亦不至多，而胃中之食可下输于小肠，是以胃气得和也。此大、小承气汤用法之分别也。而二承气汤之外，又有调胃承气汤，更可连类论及之。（《医学衷中参西录·阳明病三承气汤证》）

伤寒之证，初得易治，以其在表也。迨由表而里，其传递渐深，即病候浸险。为其险也，所用之方必与病候息息吻合，始能化险为夷，以挽回生命。有如大承气汤一方，《伤寒论》中紧要之方也，阳明热实大便燥结，及阳明热实汗多者用之；少阴热实下利清水，色纯青，心下痛者用之。（《医学衷中参西录·论大承气汤厚朴分量似差及变通法》）

[**方论**]　小承气汤所主之病为腹大满不通，是其病在于小肠而上连于胃，是以但用大黄、朴实以开通其小肠，小肠开通下行，大便不必通下，即通下亦不至多，而胃中之食可下输于小肠，是以胃气得和也。

小承气君大黄入血治热源，佐朴、枳多泻脉血滞气，少泻膜中滞气，而不用硝、草引药入油，可因方治而知结热之先后矣。至潮热为油膜热结，仍可主以小承气，至手足濈然汗出，则为大便已硬，乃可投以大承气，又可因方治而知结热之所抵止矣。

按：此段疏解颇精细，惟于脉迟之理仍发挥未尽，若参观前节大陷胸汤后，愚曾论大陷胸汤兼及大承气汤证脉之所以迟，并详言其脉迟形状，与他病脉迟者迥然不同，自能于提纲中之言脉迟，了然无疑义也。（《医学衷中参西录·阳明病三承气汤证》）

[**医案**]

痢疾

表弟刘昌绪，年二十四岁，于中秋下痢，脓血稠粘，一日十五六次，腹疼后重甚剧。治以化滞汤（生杭芍一两、当归五钱、山楂六钱、莱菔子五钱、甘草二钱、生姜二钱。主治下痢赤白,腹疼,里急后重初起者。编者注),连服两剂,下痢次数似少减,而后重腹疼如旧。细诊其脉,尺部重按甚实,疑其肠有结粪,投以小承气汤加生杭芍数钱,下燥粪长约四寸,后重腹疼顿愈十之八九。再与以化滞汤一剂,病若失。

痢之初得也,时时下利脓血,后重,腹疼,而所下脓则甚稠,血则甚鲜,腹疼亦不甚剧,脉之滑实者,可用小承气汤加生杭芍四钱,甘草二钱下之。盖方中朴、实原可开肺;大黄、芍药又善清肝;且厚朴温而黄、芍凉,更可交平其寒热,以成涤肠荡滞之功;加甘草者,取其能调胃兼能缓肝,即以缓承气下降之力也。(《医学衷中参西录·论痢证治法》)

九、桃核承气汤

[**组成**]　桃仁去皮尖,五十个　桂枝去皮,二两　大黄去皮,四两　芒硝二两　甘草炙,二两

[**用法**]　上五味,以水七升,煮取二升半,去滓,纳芒硝,更上火微沸,下火,先食温服五合,日三服,当微利。

[**加减**]　湿气之为病,当用薏米,炒至焦黄色,轧成细末过罗,随意服之。所炒之薏米,不可过多,取其焦香之气,五日一炒可也。此是谷食,不论多食久食,皆无弊也。

[**病机**]　此证乃外感之热,循三焦脂膜下降结于膀胱,膀胱上与胞室之脂膜相连,其热上蒸,以致胞室亦蕴有实热,血蓄而不行,且其热由任脉上窜,扰乱神明,是以其人如狂也。然病机之变化无穷,若其胞室之血蓄极而自下,其热即可随血而下,是以其病可愈。若其血蓄不能自下,且有欲下不下之势,此非攻之使下不

可。惟其外表未解,或因下后而外感之热复内陷,故又宜先解其外表而后可攻下也。

[**主治**]《伤寒论》原文:太阳病不解,热结膀胱,其人如狂,血自下,下者愈。其外不解者尚未可攻,当先解其外。外解已,但少腹急结者,乃可攻之,宜桃核承气汤。(《医学衷中参西录·太阳病桃核承气汤证》)

[**鉴别**]

1. 建瓴汤

两寸微弱,关尺弦硬,认为其人平素气虚,骤为肝胆之火激动,挟血上冲,将成脑充血证。宜于建瓴汤中加野台参三钱以补其气,再加天花粉四钱以解参之热,生赭石又宜改用一两,黄芪仍以不用为是。盖参、赭并用,其补益之力,可下行达于涌泉,补其下即所以益其上也。

2. 升陷汤

升陷汤证,有兼肝胆之火上冲,并冲气亦上冲者,加龙骨、牡蛎、芡实,甚为适宜。因三药皆敛药,而非降药,是以升陷汤后之注语,原有加萸肉之说,萸肉亦与芡实诸药同性也。(《医学衷中参西录·医话拾零·答受业高崇勋质疑》)

[**方论**]　大黄味苦、气香、性凉,原能开气破血,为攻下之品,然无专入血分之药以引之,则其破血之力仍不专,方中用桃仁者,取其能引大黄之力专入血分以破血也。徐灵胎云:桃花得三月春和之气以生,而花色鲜明似血,故凡血郁、血结之疾,不能自调和畅达者,桃仁能入其中而和之散之,然其生血之功少,而去瘀之功多者何也?盖桃核本非血类,故不能有所补益,若瘀血皆已败之血,非生气不能流通,桃之生气在于仁,而味苦又能开泄,故能逐旧而不伤新也。至方中又用桂枝者,亦因其善引诸药入血分,且

能引诸药上行以清上焦血分之热,则神明自安而如狂者可愈也。

　　按:热结膀胱之证,不必皆累及胞室蓄血也。人有病在太阳旬余不解,午前稍轻,午后则肢体酸懒、头目昏沉、身似灼热、转畏寒凉、舌苔纯白、小便赤涩者,此但热结膀胱而胞室未尝蓄血也。此当治以经府双解之剂,宜用鲜白茅根切细二两,滑石一两,共煮五六沸取清汤一大盅,送服西药阿司匹林瓦许,周身得汗,小便必然通利,而太阳之表里俱清矣。

　　[**禁忌**]　特是用桃核承气汤时,又须细加斟酌,其人若素日少腹恒觉胀,至此因外感之激发,而胀益甚者,当防其素有瘀血,若误用桃核承气汤下之,则所下者,必紫色成块之血,其人血下之后,十中难救一二。若临证至不得已必须用桃核承气汤时,须将此事说明以免病家之误会也。(《医学衷中参西录·太阳病桃核承气汤证》)

　　瘀血新得者,可治其血,虽瘀久而身形壮者犹可治。惟其人瘀血既久,身形又弱,若用药降下其瘀断不可。盖常见病瘀血之人,其病革时,瘀血自下,然至此时神丹亦难挽回矣。非在于用桃仁也,桃仁为破血中和平之药,拙著中曾引徐氏之说,可参观也。是以用桃核承气汤时,恐其人素有瘀血,诊脉时未能诊出,不妨预告病家,若下紫黑之血,是从前之瘀为不治之证,即不下之,亦为不治之证,以自留站脚之地也。(《医学衷中参西录·医话拾零·答受业高崇勋质疑》)

十、麦门冬汤

　　[**组成**]　麦门冬七升　半夏一升　人参二两　甘草二两　粳米三合　大枣十二枚

[**主治**]　大逆上气，咽喉不利，止逆下气者，麦门冬汤主之。

[**鉴别**]

加味麦门冬汤

治妇女倒经。

干寸冬带心五钱、野台参四钱、清半夏三钱、生山药以代粳米四钱、生杭芍三钱、丹参三钱、甘草二钱、生桃仁带皮尖捣二钱、大枣擘开三枚。（《医学衷中参西录·治女科方·加味麦门冬汤》）

妇女倒经之证，陈修园《女科要旨》借用《金匮》麦门冬汤，可谓特识。然其方原治"火逆上气，咽喉不利"。今用以治倒经，必略为加减，而后乃与病证吻合也。

或问：《金匮》麦门冬汤所主之病，与妇人倒经之病迥别，何以能借用之而有效验？答曰：冲为血海，居少腹之两旁。其脉上隶阳明，下连少阴。少阴肾虚，其气化不能闭藏以收摄冲气，则冲气易于上干。阳明胃虚，其气化不能下行以镇安冲气，则冲气亦易于上干。冲中之气既上干，冲中之血自随之上逆，此倒经所由来也。麦门冬汤，于大补中气以生津液药中，用半夏一味，以降胃安冲，且以山药代粳米，以补肾敛冲，于是冲中之气安其故宅，冲中之血自不上逆，而循其故道矣。特是经脉所以上行者，固多因冲气之上干，实亦下行之路，有所壅塞。观其每至下行之期，而后上行可知也。故又加芍药、丹参、桃仁以开其下行之路，使至期下行，毫无滞碍。是以其方非为治倒经而设，而略为加减，即以治倒经甚效，愈以叹经方之涵盖无穷也。

按：用此方治倒经大抵皆效，而间有不效者，以其兼他证也。（《医学衷中参西录·治女科方·加味麦门冬汤》）

[**方论**]　**按**：古方多以麦冬治肺虚咳嗽，独徐灵胎谓嗽者断不宜用。盖以其汁浆胶粘太甚，肺中稍有客邪，即可留滞不散，惟

济以半夏之辛燥开通，则不惟治嗽甚效，即治喘亦甚效。故仲景治伤寒解后，虚羸少气，气逆欲吐，有竹叶石膏汤，麦冬与半夏同用。治火逆上气，有麦门冬汤，以麦冬为君，亦佐以半夏也。又肺虚劳嗽者，医者多忌用半夏，是未知半夏之性者也。徐灵胎曰：肺属金喜敛而不喜散。盖敛则肺叶垂而气顺，散则肺叶张而气逆。半夏之辛，与姜、桂之辛迥别，入喉则闭不能言，涂金疮则血不复出，辛中滞涩，故能疏又能敛也。又辛之敛与酸之敛不同，酸则一主于敛，辛则敛中有发散之意，尤与肺投合也。

又喻嘉言赞麦门冬汤中用半夏曰：于大建中气，大生津液药中，增入半夏之辛温一味，以利咽下气，此非半夏之功，实善用半夏之功也。（《医学衷中参西录·治阴虚劳热方·参麦汤》）

半夏、橘红皆为利痰之药，然宜于湿寒之痰，不宜于燥热之痰，至阴虚生热有痰，外感温热有痰，尤所当忌。究之伍药得宜，半夏或犹可用，是以《伤寒论》竹叶石膏汤、《金匮》麦门冬汤皆用之。至橘红则无论伍以何药，皆不宜用。试略举数案于下以明之。（《医学衷中参西录·虚劳温病皆忌橘红说》）

或问，倒经之证，既由于冲气、胃气上逆，大气下陷者，其气化升降之机正与之反对，何亦病倒经乎？答曰：此理甚微奥，人之大气，原能斡旋全身，为诸气之纲领。故大气常充满于胸中，自能运转胃气使之下降，镇摄冲气使不上冲。大气一陷，纲领不振，诸气之条贯多紊乱，此乃自然之理也。是知冲气、胃气之逆，非必由于大气下陷，而大气下陷者，实可致冲胃气逆也。致病之因既不同，用药者岂可胶柱鼓瑟哉。（《医学衷中参西录·治女科方·加味麦门冬汤》）

[医案]

倒经

曾治一室女，倒经年余不愈，其脉象微弱。投以此汤（加味麦门冬汤:麦门冬五钱、野台参四钱、清半夏三钱、生山药四钱、生杭芍三钱、丹参三钱、甘草二钱、生桃仁二钱、大枣三枚。主治倒经。编者注),服药后甚觉短气。再诊其脉,微弱益甚。自言素有短气之病,今则益加重耳。恍悟其胸中大气,必然下陷,故不任半夏之降也。遂改用拙拟升陷汤(生黄芪六钱、知母三钱、柴胡一钱五分、桔梗一钱五分、升麻一钱;主治胸中大气下陷,气短不足以息。编者注),连服十剂。短气愈,而倒经之病亦愈。

十一、泻 心 汤

[组成]　大黄二两　黄连、黄芩各一两

[主治]　本以下之故,心下痞,与泻心汤。痞不解,其人渴而口燥,烦,小便不利者,五苓散主之。

[方论]　《金匮》治心气不足吐衄,有泻心汤,大黄与黄连、黄芩并用,后世未窥仲景制方之意,恒多误解。不知所谓心气不足者,非不足也,若果不足,何又泻之? 盖此证因阳明胃腑之热,上逆冲心,以致心中怔忡不安,若有不足之象。仲景从浅处立说,冀人易晓,遂以心气不足名之。故其立方,独本《内经》吐血、衄血,责重阳明不降之旨,用大黄直入阳明之腑,以降其逆上之热,又用黄芩以清肺金之热,使其清肃之气下行,以助阳明之降力,黄连以清心火之热,使其元阳潜伏,以保少阴之真液,是泻之实所以补之也。且黄连之性肥肠止泻,与大黄并用,又能逗留大黄之力,使之不至滑泻,故吐衄非因寒凉者,服之莫不立愈。且愈后而瘀血全消,更无他患,真良方也。即使心气果系不足,而吐衄不止将有立危之势,先用泻心汤以止其吐衄,而后从容调补,徐复其正,所谓急则治标,亦医家之良图也。乃世人竟畏大黄力猛,不敢轻用,即

或用之，病家亦多骇疑。是以愚不得已，拟此寒降汤，重用赭石，以代大黄降逆之力，屡次用之，亦可随手奏效也。（《医学衷中参西录·治吐衄方·寒降汤》）

大黄味苦，气香，性凉。能入血分，破一切瘀血。为其气香故兼入气分，少用之亦能调气，治气郁作疼。其力沉而不浮，以攻决为用，下一切癥瘕积聚。能开心下热痰以愈癫狂，降肠胃热实以通燥结，其香窜透窍之力又兼利小便大黄之色服后入小便，其利小便可知。性虽趋下而又善清在上之热，故目疼齿疼，用之皆为要药。又善解疮疡热毒，以治疔毒尤为特效之药疔毒甚剧，他药不效者，当重用大黄以通其大便自愈。其性能降胃热，并能引胃气下行，故善止吐衄，仲景治吐血衄血有泻心汤，大黄与黄连、黄芩并用。《本经》谓其能"推陈致新"，因有黄良之名。仲景治血痹虚劳，有大黄䗪虫丸，有百劳丸，方中皆用大黄，是真能深悟推陈致新之旨者也。

按：《金匮》泻心汤，诚为治吐血衄血良方，惟脉象有实热者宜之。若脉象微似有热者，愚恒用大黄三钱，煎汤送服赤石脂细末四五钱。若脉象分毫无热，且心中不觉热者，愚恒用大黄细末、肉桂细末各六七分，用开水送服即愈。

凡气味俱厚之药，皆忌久煎，而大黄尤甚，且其质经水泡即软，煎一两沸药力皆出，与他药同煎宜后入，若单用之，开水浸服即可，若轧作散服之，一钱之力可抵煎汤者四钱。

大黄之力虽猛，然有病则病当之，恒有多用不妨者。是以治癫狂其脉实者，可用至二两，治疔毒之毒热甚盛者，亦可用至两许。盖用药以胜病为准，不如此则不能胜病，不得不放胆多用也。愚在籍时，曾至邻县海丰治病，其地有程子河为黄河入海故道，海中之船恒泊其处。其地有杨氏少妇，得奇疾，赤身卧帐中，其背肿热，若有一缕着身，即觉热不能忍，百药无效。后有乘船自南来赴北闱乡试者,精通医术,延为诊视。言系阳毒,俾用大黄十斤,煎汤十碗,放量饮之,数日饮尽,竟霍然痊愈。为其事至奇,故附记之。

[医案]

血证

案1 孟夏二十三日,赤日晴天,铄人脏腑。有太平圩陶国荣者,因业商,斯日出外买粮,午后忽于路中患吐血,迨抵家尚呕不止。凌晨来院求治。诊其脉象洪滑,重按甚实,知其为热所迫而胃气不降也。因夫子尝推《金匮》泻心汤为治吐衄良方,遂俾用其方煎汤,送服黑山栀细末二钱。服后病稍愈而血仍不止,诊其脉仍然有力。遂为开夫子所拟寒降汤(生赭石六钱、清半夏三钱、蒌仁四钱、生杭芍四钱、竹茹三钱、牛蒡子三钱、粉甘草钱半。主治吐血、衄血。编者注),加广三七细末三钱,俾将寒降汤煎一大盅,分两次将三七细末送服。果一剂而愈。

由此知夫子对于医药新旧智识,可谓左右逢源。凡我同道研究古圣经方者,岂可不参观时贤验方哉。(《医学衷中参西录·吴宏鼎来函》)

案2 一妇人,年近三旬……数日后,觉血气上潮,肺复作痒而嗽,因此又复吐血。自言夜间睡时,常作生气恼怒之梦,怒极或梦中哭泣,醒后必然吐血。据所云云,其肝气必然郁遏,遂改用舒肝连翘、薄荷不可多用、泻肝龙胆、楝子之品,而以养肝柏子仁、生阿胶、镇肝生龙骨、生牡蛎之药辅之,数剂病稍轻减。而犹间作恼怒之梦,梦后仍复吐血。欲辞不治,病家又信服难却,再四踌躇,恍悟平肝之药,以桂为最要,肝属木,木得桂则枯也以桂作钉钉树,其树立枯,而单用之则失于热;降胃止血之药,以大黄为最要观《金匮》治吐衄有泻心汤重用大黄可知,胃气不上逆,血即不逆行也,而单用之又失于寒。若二药并用,则寒热相济,性归和平,降胃平肝,兼顾无遗。况俗传方,原有用此二药为散,治吐血者详见后化瘀理血汤下,用于此证当有捷效,而再以重坠之药辅之,则力专下行,其效当更捷也。遂用大黄、肉桂细末各用钱半,更用生赭石细末煎汤送下,吐血顿愈,恼怒之梦,亦从此不作。后又遇吐血者数人,投以此方,皆随手奏效。至其人身体壮实而暴得吐血者,又少变通其方:大黄、肉桂细末各用钱半,将生赭石细末六钱与之和匀,分三次服,白开水送下,约点半钟服一次生赭石可以研末服之,理详见前参赭镇气汤下。

按:肉桂味辣而兼甜,以甜胜于辣者为佳,辣胜于甘者次之。然约皆从生旺树上取下之皮,故均含有油性,皆可入药,至其薄厚不必计也,若其味不但不甚甜,且不甚辣,又兼甚干枯者,是系枯树之皮,不可用也。(《医学衷中参西录·治吐衄方·秘红丹》)

案3 至贵友之咯血六年,病势已危,原属不治之证。初所用泻心汤,虽系治吐血之良方,而用于此证实难取效。后所用之山药、赭石、花蕊石、龙骨、牡蛎诸药,亦极稳妥,其如病证之不可挽回何?事后追维,自疑用药之未能尽善,此乃仁人君子之用心,究之用药何尝有误哉。因思凡咳而吐血者,其治法当先注意止其咳嗽。弟凡遇咳嗽而吐血者,若其脉象虚数,恒用生怀山药细末煮作粥,送服川贝母细末。一日之间,山药约服至二两,川贝末约服至六七钱川贝不苦,不难多服。若服之觉闷者,可服西药含糖百布圣钱许,如无此药,可服鸡内金细末钱许。若觉热者,可嚼服天门冬二三钱,其咳嗽往往能愈,咳血之证恒随之同愈。其有咳血仍不愈者,可再用三七细末与赭石忌用醋淬,宜用生者轧细细末等分和匀,开水送服二钱。其有热者,用生地数钱煎汤送服,辄能奏效。因其咳嗽既愈,咳血亦不难治矣。然此仍论寻常咳血也。若兄之

友,其咳血六年,虚弱已极,又不可以此概论也。(《医学衷中参西录·复胡剑华书》)

十二、竹皮大丸

[**组成**]　生竹茹二分　石膏二分　桂枝一分　甘草七分　白薇一分

[**主治**]　妇人乳中虚,烦乱呕逆,安中益气,竹皮大丸主之。

[**方论**]　《傅青主女科》曰:产后气血暴虚,百骸少血濡养,忽然口紧牙紧,手足筋脉拘搐,类中风痫痉,虽虚火泛上有痰,皆当以末治之。勿执偏门,而用治风消痰方,以重虚产妇也。当用生化汤,加参、芪以益其气。又曰:产后妇人,恶寒,恶心,身体颤动,发热作渴,人以为产后伤寒也,谁知其气血两虚,正不敌邪而然乎。大抵人之气不虚,则邪断难入。产妇失血过多,其气必大虚,气虚则皮毛无卫,邪原易入。不必户外之风来袭体也,即一举一动,风可乘虚而入。然产后之风,易入亦易出,凡有外感之邪,俱不必祛风。况产后之恶寒者,寒由内生也。发热者,热由内弱也。身颤者,颤由气虚也。治其内寒,外寒自散,治其内弱,外热自解,壮其元气而身颤自除也。

按:傅氏之论甚超。特其虽有外感,不必祛风二句,不无可议。夫产后果有外感,原当治以外感之药,惟宜兼用补气生血之药,以辅翼之耳。若其风热已入阳明之腑,表里俱热,脉象洪实者,虽生石膏亦可用。故《金匮》有竹皮大丸,治妇人乳中虚,烦乱呕逆,方中原有石膏。《神农本草经》石膏治产乳,原有明文。特不宜与知母并用。又宜仿白虎加人参汤之意,重用人参,以大补元气。更以玄参代知母,始能托邪外出。则石膏之寒凉,得人参之温补,能逗留胃中,以化燥热,不至直趋下焦,而与产妇有碍也。拙拟仙露汤在第六卷后曾详论之,且有名医治验之案可参视。

竹茹味淡,性微凉,善开胃郁,降胃中上逆之气使之下行胃气息息下行为顺,故能治呕吐、止吐血、衄血皆降胃之功。《金匮》治妇人乳中虚、烦乱呕逆,有竹皮大丸,竹皮即竹茹也。为其为竹之皮,且凉而能降,故又能清肺利痰,宣通三焦水道下通膀胱,为通利小便之要药,与叶同功而其力尤胜于叶。又善清肠中之热,除下痢后重腹疼。为其凉而宣通,损伤瘀血肿疼者,服之可消肿愈疼,融化瘀血,醋煮口漱,可止齿龈出血。须用嫩竹外边青皮,里层者力减。(《医学衷中参西录·竹茹解》)

周伯度曰:柏为百木之长,叶独西指,是为金木相媾,仁则色黄白而味甘辛,气清香有脂而燥,虽润不腻,故肝得之而风虚能去;脾得之而湿痹能通;肺得之而大肠虚秘能已。《金匮》竹皮大丸,喘加柏实者,肺病亦肝病也。盖妇人乳中烦呕,是肝气之逆,逆则不下归肾而上冲肺,柏实得西指之气能降肺以戢肝,喘宁有不止者乎?此与他喘证不同,故用药亦异也。(《医学衷中参西录·柏子仁解》)

凡植物皆喜阳光,故树杪皆向东南,柏树则独向西北不单西指,西北者金水合并之方也。且其实成于秋而采于冬,饱经霜露,得金水之气尤多。肝脏属木,中寄相火,性甚暴烈,《内经》名为将军之官,如骄将悍卒,必恩威并用而后能统驭之。柏子仁既禀金水之气,水能滋木,如统师旅者之厚其饷也。金能镇木,如统师旅者之严其律也。滋之镇之,则肝木得其养兼得其平,将军之官安其职矣。《本经》谓柏实能安五脏,而实于肝脏尤宜也。曾治邻村毛姓少年,其肝脏素有伤损,左关脉独微弱,一日忽胁下作疼,俾

单用柏子仁一两,煎汤服之立愈。观此,则柏子仁善于理肝可知矣。(《医学衷中参西录·柏子仁解》)

徐灵胎曰:西濠陆炳若之夫人,产后感风热,瘀血未尽。医者执产后属虚寒之说,用干姜、熟地治之,汗出而身热如炭,唇燥舌紫,仍用前药。余是日偶步田间看菜花,近炳若之居,趋迎求诊。余曰:生产血枯火炽,又兼风热,复加刚燥滋腻之品,益火塞窍,凶危立见,非石膏则阳明之盛火不解。遵仲景法,用竹皮、石膏等药。余归,而他医至,笑且非之,谓自古无产后用石膏之理。盖生平未见仲景方也。其母素信余,立主服之,一剂而苏。次日炳若求诊,余曰:更服一剂,即痊愈矣,勿庸易方,如言而愈。观此案,则产后病寒温者,石膏亦所不忌也。按:《金匮》有竹皮大丸,治妇人乳中虚,烦乱呕逆,即此案所谓产后风热也。竹皮大丸中,原有石膏,故徐氏谓遵仲景之法。而愚治产后寒温之实热,则用白虎加人参汤,以玄参代知母。盖退寒温之实热,知母不如石膏,而其性实寒于石膏,当为产后所忌。故竹皮大丸中不用知母。至玄参则宜于产乳余疾,《本经》有明文也。用白虎汤之例,汗吐下后,皆加人参,以其虚也。产后较汗吐下后更虚,故必加之方妥。(《医学衷中参西录·治伤寒温病同用方·仙露汤》)

[医案]

1. 喘证

友人张少白曾治一阎姓叟,年近七旬,素有痨疾,发则喘而且嗽。于丙午冬,感冒风寒,上焦烦热,痨疾大作,痰涎胶滞,喘促异常。其脉上部洪滑,按之有力。少白治以生石膏二两,以清时气之热,因兼痨疾,加沉香五钱,以引气归肾。且以痰涎太甚,石膏能润痰之燥,不行痰之滞,故又藉沉香辛温之力,以为石膏之反佐也。一日连服两剂,于第二剂加清竹沥二钱,其病若失。痨疾自此亦愈,至今数年,未尝反复。观此案,则石膏之功用,不几令人不可思议哉。然非其人感冒伤寒,又孰能重用石膏,为被除其痨疾哉。(《医学衷中参西录·治伤寒温病同用方·仙露汤》)

2. 少腹肿痛

又尝治一人,少腹肿疼甚剧,屡经医治无效,诊其脉沉洪有力,投以生石膏三两,旱三七二钱研细冲服,生蒲黄三钱,煎服两剂痊愈。此证即西人所谓盲肠炎也,西人恒视之为危险难治之病,而放胆重用生石膏即可随手奏效。(《医学衷中参西录·深研白虎汤之功用》)

3. 产后发热

友人毛仙阁曾治一少妇,产后十余日,周身大热无汗,心中热而且渴。延医调治,病势转增,甚属危急。仙阁诊其脉甚洪实,舌苔黄而欲黑,撮空摸床,内风已动。治以生石膏三两,玄参一两,野台参五钱,甘草二钱。为服药多呕,取竹皮大丸之义,加竹茹二钱,煎汤一大碗,徐徐温饮下,尽剂而愈。

观此案,则外感之热,直如燎原,虽在产后,岂能从容治疗乎?孙思邈曰:智欲圆而行欲方,胆欲大而心欲小。世俗医者,遇此等证,但知心小,而不知胆大。岂病人危急之状,漠不关于心乎?(《医学衷中参西录·治伤寒温病同用方·仙露汤》)

第九章　小柴胡汤类方

一、小柴胡汤

[组成]　柴胡半斤　黄芩三两　人参三两　半夏洗,半升　生姜五两　枳实炙,四两　大枣擘,十二枚

[用法]　上七味,以水一斗二升,煮取六升,去滓再煎,温服一升,日三服。一方用大黄二两。

[主治]　伤寒五六日,头汗出,微恶寒,手足冷,心下满,口不欲食,大便硬,脉细者,此为阳微结,必有表复有里也。脉沉亦在里也。汗出为阳微,假令纯阴结,不复有外证,悉入在里,此为半在里半在外也。脉虽沉紧,不得为少阴病。所以然者,阴不得有汗,今头汗出,故知非少阴也。可与小柴胡汤,设不了了者,得屎而解。

陈修园注曰:此言阳微结似阴,虽见里证,而究与少阴之纯阴结有辨。(《医学衷中参西录·治伤寒方·小柴胡汤解》)

[鉴别]

1. 大柴胡汤

《伤寒论》原文:太阳病,过经十余日,反二三下之,后四五日柴胡证仍在者,先与小柴胡汤。呕不止,心下急,郁郁微烦者,为未解也,与大柴胡汤下之则愈。

柴胡汤证,有但服小柴胡不能治愈,必治以大柴胡汤始能治愈者,此病欲借少阳之枢转外出而阻于阳明之阖,故宜于小柴胡汤中兼用开降阳明之品也。(《医学衷中参西录·论大柴胡汤证》)

《伤寒论》大柴胡汤,治少阳经与阳明腑同病之方也。故方中用柴胡以解在经之邪,大黄以下阳明在腑之热,方中以此二药为主,其余诸药,可加可减,不过参赞以成功也。然其方宜于伤寒,而以治温病与表证不在少阳者,又必稍为通变,而后所投皆宜也。(《医学衷中参西录·治温病方·通变大柴胡汤》)

《伤寒论》大柴胡汤,少阳兼阳明之方也。阳明胃腑有热,少阳之邪又复挟之上升,是以呕不止,心下急,郁郁微烦。欲用小柴胡汤提出少阳之邪,使之透膈上出,恐其补胃助热而减去人参,更加大黄以降其热,步伍分明,出奇制胜,此所以为百战百胜之师也。乃后世畏大黄之猛,遂易以枳实。迨用其方不效,不得不仍加大黄,而竟忘去枳实,此大柴胡一方,或有大黄或无大黄之所由来也。此何以知之?因此方所主之病宜用大黄,不宜用枳实而知之。盖方中以柴胡为主药,原欲升提少阳之邪透膈上出,又恐力弱不能直达,故小柴胡汤中以人参助之。今因证兼阳明,故不敢复用人参以助热,而更加大黄以引阳明之热下行,此阳明与少阳并治也。然方名大柴胡,原以治少阳为主,而方中既无人参之助,若复大黄、枳实并用,以大施其开破之力,柴胡犹能引邪透膈乎?此大柴胡汤中断无大黄、枳实并用之理也。至此方若不用枳实而大黄犹可用者,因其入血分,不入气分,能降火,不至伤气,故犹不妨柴胡之上升也。(《医学衷中参西录·论〈伤寒论〉大柴胡汤原当有大黄无枳实》)

陈修园曰:此方若不加大黄,恐不能为大柴胡汤,此乃少阳之

枢并于阳明之阖,故用大黄以调胃。(《医学衷中参西录·论大柴胡汤证》)

2. 通变大柴胡汤

治伤寒温病,表证未罢,大便已实者。

柴胡三钱,薄荷三钱,知母四钱,大黄四钱。

此方若治伤寒,以防风易薄荷。

或问:其表果系少阳证,固宜用柴胡矣。若非少阳证,既加薄荷、防风以散表邪,何须再用柴胡乎? 答曰:凡表证未罢,遽用降药下之,恒出两种病证:一为表邪乘虚入里,《伤寒论》所载下后胸满心下痞硬,下后结胸者是也;一为表邪乘虚入里且下陷,《伤寒论》所谓下之利不止者是也。此方中用防风、薄荷以散之,所以防邪之内陷,用柴胡以升之,所以防邪之下陷也。(《医学衷中参西录·治温病方·通变大柴胡汤》)

[**方论**] 陈古愚曰:凡太阳之气逆而内干,必借少阳之枢转而外出者,仲景名为柴胡证。但小柴胡证心烦,或胸中烦,或心下悸,重在于胁下苦满;而大柴胡证,不在胁下,而在心下,曰心下急,郁郁微烦,曰心下痞硬,以此为别。小柴胡证,曰喜呕,曰或胸中烦而不呕;而大柴胡证,不但呕而且呕吐,不但喜呕而且呕不止,又以此为别。所以然者,太阳之气不从枢外出,反从枢内入,干于君主之分,视小柴胡证颇深也。方用芍药、黄芩、枳实、大黄者,以病势内入,必取苦泄之品,以解在内之烦急也。又用柴胡、半夏以启一阴一阳之气,生姜、大枣以宣发中焦之气。盖病势虽已内入,而病情仍欲外达,故制此汤还借少阳之枢而外出,非若承气之上承热气也。

愚按:此方无大黄者非原方,即加大黄亦疑非原方,以其病当屡下之余,虽柴胡证仍在,其气分必有伤损,况又减去人参,复大黄、枳实并用,既破其血,又破其气,纵方中有柴胡,犹能治其未罢之柴胡证乎?盖大黄虽为攻下之品,然偏于血分,仍于气分无甚伤损,即与柴胡无甚龃龉,至枳实能损人胸中最高之气,其不宜与柴胡并用明矣。愚想此方当日原但加大黄,后世用其方者,畏大黄之猛烈,遂易以枳实,迨用其方不效,不得不仍加大黄,而竟忘去枳实,此为大柴胡或有大黄或无大黄,以致用其方者恒莫知所从也。以后凡我同人,有用此方者,当以加大黄去枳实为定方矣。究之,古今之气化不同,人身之强弱因之各异,大柴胡汤用于今日,不惟枳实不可用,即大黄亦不可轻用,试举两案以明之。

[医案]

1. 伤寒

案 1 一人,年二十余。伤寒六七日,头疼恶寒,心中发热,咳吐黏涎。至暮尤寒热交作,兼眩晕,心中之热亦甚。其脉浮弦,重按有力,大便五日未行。投以此汤(通变大柴胡汤:柴胡三钱,薄荷三钱,知母四钱,大黄四钱。编者注),加生石膏六钱、芒硝四钱,下大便二次。上半身微见汗,诸病皆见轻。惟心中犹觉发热,脉象不若从前之浮弦,而重按仍有力。拟投以白虎加人参汤,恐当下后,易作滑泻,遂以生山药代粳米,连服两剂痊愈。

案 2 邑诸生刘干臣,愚之契友也,素非业医而喜与愚研究医学。其女适邑中某氏,家庭之间多不适意,于季秋感冒风寒,延其近处医者治不愈。干臣邀愚往诊。病近一旬,寒热往来,其胸中满闷烦躁皆甚剧,时作呕吐,脉象弦长有力。愚语干臣曰:此大柴胡汤证也,从前医者不知此证治法,是以不愈。干臣亦以愚言为然,遂为疏方,用柴胡四钱,黄芩、芍药、半夏各三钱,生石膏两半碎,竹茹四钱,生姜四片,大枣四枚,俾煎服。干臣疑而问曰:大柴胡汤原有大黄、枳实,今减去之,加石膏、竹茹,将勿药力薄弱难奏效乎?答曰:药之所以能愈病者,在对证与否,不在其力之强弱也,宜放胆服之,若有不效,余职其咎。病人素信愚,闻知方中有石膏,亦愿急服,遂如方煎服一剂。须臾觉药有推荡之力,胸次顿形开朗,烦躁呕吐皆愈。干臣疑而问曰:余疑药力薄弱不能奏效,而不意其奏效更捷,此其理将安在耶?答曰:凡人得少阳之病,其未病之先,肝胆恒有不舒,木病侮土,脾胃亦恒先受其扰。迨其阳明在经之邪,半入于腑、半传于少阳,于斯阳明与少阳合病,其热之入于腑中者,原有膨胀之力,复有肝胆以扰之,其膨胀之热,益逆行上干而凌心,此所以烦躁与胀满并剧也。小柴胡汤去人参原可舒其肝胆,肝胆既舒,自不复扰及脾胃,又重用石膏,以清入腑之热,俾其不复膨胀上干,则烦躁与满闷自除也。况又加竹茹之开胃止呕者以辅翼之,此所以奏效甚捷也。此诚察于天地之气化,揆诸生人之禀赋,而有不得不为变通者矣。干臣闻之,甚为叹服曰:聆此妙论,茅塞顿开,觊我良多矣。

2. 温病

又治一人,年逾弱冠,禀赋素羸弱。又专心医学,昕夕研究,颇费深思。偶于初夏,往邑中办事,因受感冒病于旅邸,求他医治疗,迎愚诊视,适愚远出,遂求他医治疗,将近一旬,病犹未愈。时适愚自他处旋里,路经其处,闻其有病,停车视之,正值其父亦来看视,见愚喜甚,盖其人亦略识医学,素深信愚者也。时正为病人煎药。视其方乃系发表之剂,及为诊视,则白虎汤证也。嘱其所煎之药,千万莫服。其父求为疏方,因思病者禀赋素弱,且又在劳心之余,若用白虎汤宜加人参,然其父虽信愚,而其人实小心过度,若加人参,石膏必须多用,或因此不敢径服,况病者未尝汗下,且又不渴,想但用白虎汤不加人参亦可奏效。遂为开白虎汤原方,酌用生石膏二两,其父犹嫌其多。愚曰:此因君平素小心特少用耳,非多也。又因脉有数象,外加生地黄一两以滋其阴分。嘱其煎汤两盅,分两次温饮下,且嘱其若服后热未尽退,其大便不滑泻者,可即原方仍服一剂。迨愚旋里后,其药只服一剂,热退十之八九,虽有余热未清,不敢再服。迟旬日大便燥结不下,两腿微肿,拟再迎愚诊视,适有其友人某,稍知医学,谓其腿肿系为前次重用生石膏二两所伤。其父信友人之言,遂改延他医,见其大便燥结,投以降下之剂,方中重用大黄八钱,将药服下其人即不能语矣。其父见病势垂危,急遣人迎愚,未及诊视而亡矣。

夫此证之所以便结腿肿者,因其余热未清,药即停止也。乃调养既失之于前,又误药之于后,竟至一误再误,而不及挽救,使其当时不听其友之盲论,仍迎愚为诊治,或再投以白虎汤,或投以白虎加人参汤,将石膏加重用之,其大便即可因服凉润之药而通下,大便既通,小便自利,腿之肿者不治自愈矣。就此案观之,则知大柴胡汤中用大黄,诚不如用石膏也重用白虎汤即可代承气,曾于前节论承气汤时详言之。盖愚当成童时,医者多笃信吴又可,用大剂承气汤以治阳明腑实之证,莫不随手奏效。及愚业医时,从前之笃信吴又可者,竟恒多偾事,此相隔不过十余年耳,况汉季至今千余年哉。盖愚在医界颇以善治寒温知名,然对于白虎汤或白虎加人参汤,旬日之间必用数次,而对于承气汤恒终岁未尝一用也。非敢任意左右古方,且僭易古方,此诚为救人计而甘冒不韪之名。医界同人之览斯编者尚其谅之。(《医学衷中参西录·论大柴胡汤证》)

二、加味小柴胡汤

[组成] 柴胡三钱　黄芩二钱　知母三钱　潞参三钱　鳖甲醋

炙,三钱　清半夏二钱　常山酒炒,钱半　草果一钱　甘草一钱　酒曲三钱　生姜三钱　大枣掉开,两枚

疟初起者减潞参、鳖甲。热甚者,加生石膏五六钱或至一两。寒甚者,再加草果五分或至一钱。神曲皆发不好故方中用酒曲。

[**主治**]　治久疟不愈,脉象弦而无力。

[**方论**]　疟邪不专在少阳,而实以少阳为主,故其六脉恒露弦象。其先寒者,少阳之邪外与太阳并也。其后热者,少阳之邪内与阳明并也。故方中用柴胡以升少阳之邪,草果、生姜以祛太阳之寒,黄芩、知母以清阳明之热。又疟之成也,多挟痰、挟食,故用半夏、常山以豁痰,酒曲以消食也。用人参,因其疟久气虚,扶其正即所以逐邪外出。用鳖甲者,因疟久则胁下结有痞积方书名疟母实由肝脾胀大,消其痞积,然后能断疟根株。用甘草、大枣者,所以化常山之猛烈而服之不至瞑眩也。(《医学衷中参西录·治疟疾方·加味小柴胡汤》)

柴胡非发汗之药,而多用之亦能出汗。小柴胡汤多用之至八两,按今时分量计之,且三分之古方一煎三服,故可三分,一剂可得八钱。小柴胡汤中如此多用柴胡者,欲藉柴胡之力升提少阳之邪以透膈上出也。然多用之又恐其旁行发汗,则上升之力不专,小柴胡汤之去渣重煎,所以减其发汗之力也。

或疑小柴胡汤既非发汗之药,何以《伤寒论》百四十九节服柴胡汤后有汗出而解之语?不知此节文义,原为误下之后服小柴胡汤者说法。夫小柴胡汤,系和解之剂,原非发汗之剂,特以误下之后,胁下所聚外感之邪,兼散漫于手少阳三焦,因少阳为游部,手、足少阳原相贯彻也。此时仍投以小柴胡和解之,则邪之散漫于三焦者,遂可由手少阳外达之经络作汗而解,而其留于胁下者,亦与之同气相求,借径于手少阳而汗解,故于发热汗出上,特加一却字,

言非发其汗而却由汗解也。然足少阳之由汗解原非正路，乃其服小柴胡汤后，胁下之邪欲上升透膈，因下后气虚不能助之透过，而其邪之散漫于手少阳者，且又以同类相招，遂于蓄极之时而开旁通之路，此际几有正气不能胜邪气之势，故必先蒸蒸而振，大有邪正相争之象，而后发热汗出而解，此即所谓战而后汗也。观下后服柴胡汤者，其出汗若是之难，则足少阳之病由汗解，原非正路益可知也。是以愚生平临证，于壮实之人用小柴胡汤时，恒减去人参，而于经医误下之后者，若用小柴胡汤必用人参以助其战胜之力。

用柴胡以治少阳外感之邪，不必其寒热往来也。但知其人纯系外感，而有恶心欲吐之现象，是即病在少阳，欲借少阳枢转之机透膈上达也。治以小柴胡可随手奏效，此病机欲上者因而越之也。又有其人不见寒热往来，亦并不喜呕，惟频频多吐黏涎，斯亦可断为少阳病，而与以小柴胡汤。盖少阳之去路为太阴湿土，因包脾之脂膜原与板油相近，而板油亦脂膜，又有同类相招之义，此少阳欲传太阴，而太阴湿土之气经少阳之火铄炼，遂凝为黏涎，频频吐出，投以小柴胡汤，可断其入太阴之路，俾由少阳而解矣。又：柴胡为疟疾之主药，而小心过甚者，谓其人若或阴虚燥热，可以青蒿代之。不知疟邪伏于胁下两板油中，乃足少阳经之大都会，柴胡能入其中，升提疟邪透膈上出，而青蒿无斯力也。若遇阴虚者，或热入于血分者，不妨多用滋阴凉血之药佐之；若遇燥热者，或热盛于气分者，不妨多用润燥清火之药佐之。是以愚治疟疾有重用生地、熟地治愈者，有重用生石膏、知母治愈者，其气分虚者，又有重用参、芪治愈者，然方中无不用柴胡也。(《医学衷中参西录·柴胡解》)

天花粉，瓜蒌根也，色白而亮者佳，味苦微酸，性凉而润。清火生津，为止渴要药《伤寒论》小柴胡汤，渴者去半夏加瓜蒌根，古方书治消渴亦多用之。为其能生津止渴,故能润肺,化肺中燥痰,宁肺止嗽,治肺病结核。又善通行经络,解一切疮家热毒,疗痈初起者,与连翘、山甲并用即消,疮疡已溃者,与黄芪、甘草皆须用生者并用,更能生肌排脓,即溃烂至深旁串他处,不能敷药者,亦可自内生长肌肉,徐徐将脓排出有案附载黄芪条下可参观。大凡藤蔓之根,皆能通行经络,而花粉又性凉解毒,是以有种种功效也。(《医学衷中参西录·天花粉解》)

　　黄芩味苦性凉,中空,最善清肺经气分之热,由脾而下通三焦,达于膀胱以利小便。色黄属土,又善入脾胃清热,由胃而下及于肠,以治肠澼下利脓血。以因其色黄而微青,青者木色,又善入肝胆清热,治少阳寒热往来大小柴胡汤皆用之。为其中空兼能调气,无论何脏腑,其气郁而作热者,皆能宣通之;为其中空又善清躯壳之热,凡热之伏藏于经络、散漫于腠理者,皆能消除之。治肺病、肝胆病、躯壳病,宜用枯芩即中空之芩;治肠胃病宜用条芩即嫩时中不空者,亦名子芩。究之皆为黄芩,其功用原无甚差池也。(《医学衷中参西录·黄芩解》)

　　或问:叶氏医案,其治疟之方,多不用柴胡。其门人又有相传之说,谓不宜用柴胡治疟。若误用之,实足偾事。其说果可信乎?答曰:叶氏当日声价甚高,疟原小疾,初起之时,鲜有延之诊治者。迨至疟久,而虚证歧出,恒有疟邪反轻,而他病转重,但将其病之重者治愈,而疟亦可随愈,此乃临证通变之法,非治疟之正法也。至于病在厥阴,亦有先寒后热,出汗少愈,形状类疟之证。此系肝气虚极将脱,若误认为疟,用柴胡升之,凶危立见。此当重用山萸肉,以敛而补之,是以《本经》山茱萸,亦主寒热也。叶氏门人所谓误用柴胡足偾事者,大抵指此类耳。(《医学衷中参西录·治疟疾方·加味小柴胡汤》)

或问：太阳主皮肤，阳明主肌肉，少阳介于皮肤肌肉之间，故可外与太阳并，内与阳明并。今言疟邪伏于胁下两板油中，则在阳明之里矣，又何能外与太阳并，内与阳明并？答曰：此段理解，至精至奥，千古未发。今因子问，愚特详悉言之。人身十二经，手足各六。其他手足同名之经，原各有界限。独少阳经，《内经》谓之游部。所谓游部者，其手足二经，一脉贯通，自手至足，自足至手，气化游行，而毫无滞碍也。故方书论三阳之次第，外太阳，其内少阳，又其内阳明。是少阳在太阳之内，阳明之外也。此指手少阳而言，乃肥肉、瘦肉中间之脂膜，以三焦为腑者也。至其传经之先后，即由太阳而阳明，由阳明而少阳。是少阳不惟在太阳之内，并在阳明之内也。此指足少阳而言，即两胁下之板油，以胆为腑者也，疟邪伏于其中，其初发也，由板油而达三焦，由三焦而及肥肉、瘦肉间之脂膜，遂可与太阳相并，而为表寒之证。此太阳指太阳之经而言，非指腑也。迨至疟邪不能外出，郁而生热，其热由肌肉而内陷，缘三焦直达于胃，遂可与阳明相并而成里热之证。此指阳明之腑而言胃为阳明之腑，非指经也。若但认为阳明之经相并，其热惟在于肌肉间，何以疟当热时，脉现洪实，不但周身发热，胃中亦觉大热，而嗜饮凉水乎？盖古籍立言简括，经腑未尝指明，后世方书，又不明少阳为游部之理，而分手足少阳为二经，是以对于此等处，未有一显明发挥者。（《医学衷中参西录·治疟疾方·加味小柴胡汤》）

又有伏气下陷于奇经诸脉中，久而化热，其热亦不能外发为温，有时随奇经之脉上升者。在女子又有热入血室而子宫溃烂者，爰录两案（指安东尉之凤用白虎加人参汤案，南皮张文襄公第十公子温卿夫人子宫炎证用小柴胡汤加石膏案。编者注）于下以证之。（《医学衷中参西录·石膏解》）

[医案]

1. 疟病

或问:叶氏治疟,遇其人阴虚燥热者,恒以青蒿代柴胡。后之论者,皆赞其用药,得化裁通变之妙。不知青蒿果可以代柴胡乎?答曰:疟邪伏于胁下两板油中,乃足少阳经之大都会。柴胡之力,能入其中,升提疟邪透膈上出,而青蒿无斯力也。若遇阴虚者,或热入于血分者,不妨多用滋阴凉血之药佐之。若遇燥热者,或热盛于气分者,不妨多用清燥散火之药佐之。

曾治一人,疟间日一发,热时若燔,即不发疟之日,亦觉心中发热,舌燥口干,脉象弦长_{凡疟脉皆弦}重按甚实,知其阳明火盛也。投以大剂白虎汤,加柴胡三钱。服后顿觉心中清爽,翌晨疟即未发。又煎前剂之半,加生姜三钱,服之而愈。(《医学衷中参西录·治疟疾方·加味小柴胡汤》)

2. 温病

又尝治一人得温病,热入阳明之腑,舌苔黄厚,脉象洪长,又间日一作寒热,此温而兼疟也。然其人素有鸦片嗜好,病虽实,而身体素虚。投以拙拟白虎加人参以麦冬代知母、山药代粳米汤,亦少加柴胡,两剂而愈。(《医学衷中参西录·治疟疾方·加味小柴胡汤》)

三、柴胡桂枝汤

[组成]　柴胡_{四两}　桂枝_{一两半}　人参_{一两半}　甘草_{炙,一两}　半夏_{洗,二合半}　黄芩_{一两半}　芍药_{一两半}　大枣_{擘,六枚}　生姜_{切,一两半}

[主治]　伤寒六七日,发热,微恶寒,支节烦疼,微呕,心下支

结,外证未去者,柴胡桂枝汤主之。

[方论] 《金匮》硝石矾石散方,原治内伤黄疸,张寿甫之发明功效卓然大著。至矾石即皂矾,张石顽亦曾于《本经逢原》论及,而先生则引《本经》兼名涅石,《尔雅》又名羽涅,即一涅字,知其当为皂矾,又即其服药后大便正黑色,愈知其当为皂矾,可谓具有特识。又于临证之时,见其左脉细弱者,知系肝阳不能条畅,则用黄芪、当归、桂枝尖诸药煎汤送服;若见其右脉濡弱者,知系脾胃不能健运,则用白术、陈皮、薏米诸药煎汤送服,不拘送以大麦粥,此诚善用古方,更能通变化裁者也。(《医学衷中参西录·徐伯英论审定硝石矾石散》)

[医案]

水肿

友人史九州,治一妇人病黄病五六年,肌肤面目俱黄,癸亥秋感受客邪,寒热往来,周身浮肿。九州与柴胡桂枝汤和解之,二剂肿消,寒热不作。遂配硝石矾石散一剂,俾用大麦粥和服。数日后复来云:此药入腹似难容受,得无有他虑否?九州令放胆服之,倘有差错,吾愿领咎。又服两剂其黄尽失。九州欣然述之于予。予曰:仲圣之方固属神矣,苟非张先生之审定而阐发之,则亦沉潜汩没,黯淡无光耳。噫!古人创方固难,而今人用方亦岂易易哉!(《医学衷中参西录·徐伯英论审定硝石矾石散》)

四、柴胡加龙骨牡蛎汤

[组成] 柴胡四两　龙骨、黄芩、生姜切、铅丹、人参、桂枝去皮、茯苓各一两半　半夏洗,二合半　大黄二两　牡蛎熬,一两半　大枣擘,六枚

　　[**主治**]　伤寒八九日,下之,胸满烦惊,小便不利,谵语,一身尽重,不可转侧者,柴胡加龙骨牡蛎汤主之。

　　[**方论**]　徐灵胎曰:龙得天地元阳之气以生,藏时多,见时少,其性至动而能静,故其骨最黏涩,能收敛正气,凡心神耗散、肠胃滑脱之疾皆能已之。且敛正气而不敛邪气,所以仲景于伤寒之邪气未尽者亦用之。

　　上所录徐氏议论极精微,所谓敛正气而不敛邪气,外感未尽亦可用之者,若仲景之柴胡加龙骨牡蛎汤、桂枝甘草龙骨牡蛎汤诸方是也。愚于伤寒、温病,热实脉虚,心中怔忡,精神骚扰者,恒龙骨与萸肉、生石膏并用,即可随手奏效有案载萸肉条下可参观。至其谓龙为元阳之气所生,愚因之则别有会心,天地有元阳,人身亦有元阳,气海中之元气是也。此元气在太极为未判阴阳,包括为先天生生之气即无极也。由此阳气上升而生心,阳气下降而生肾,阴阳判而两仪立矣。心阳也,而中藏血液;肾阴也,而中藏相火,阴中有阳,阳中有阴,而四象成矣。龙为天地之元阳所生,是以元气将涣散者,重用龙骨即能敛住,此同气感应之妙用也。且元气之脱,多由肝经肝系下与气海相连,故元气之上脱者必由肝经,因肝主疏泄。夫肝之取象为青龙,亦与龙骨为同气,是以龙骨之性,既能入气海以固元气,更能入肝经以防其疏泄元气,此乃天生妙药,是以《本经》列之上品也。且为其能入肝敛戢肝木,愚于忽然中风肢体不遂之证,其脉甚弦硬者,知系肝火肝风内动,恒用龙骨同牡蛎加于所服药中以敛戢之,至脉象柔和其病自愈。三期七卷有镇肝熄风汤,五期三卷有建瓴汤,皆重用龙骨,方后皆有验案可参观。

　　吴氏二甲复脉汤所主之证,为热邪深入下焦,脉沉数,舌干齿黑,手指但觉蠕动,急防痉厥,二甲复脉汤主之。其方中重用鳖甲八钱。夫温病之邪下陷,大抵皆体弱之人。为其体弱又经外感之邪热多日铄耗,则损之又损,以致气血两亏,肝风欲动。其治法当用白虎加人参汤,再加生龙骨、生牡蛎各八钱。方中之义以人参补其虚,白虎汤解其热,龙骨、牡蛎以镇肝熄风。此用白虎加人参汤兼取柴胡加龙骨牡蛎汤之义。以熟筹完全,自能随手奏效也。(《医学衷中参西录·论吴氏〈温病条辨〉二甲复脉三甲复脉二汤》)

五、黄 芩 汤

[组成] 黄芩三两 芍药二两 甘草炙,二两 大枣擘,十二枚

[主治] 太阳与少阳合病,自下利者,与黄芩汤。

[加减] 若呕者,黄芩加半夏生姜汤主之。

[方论] 至温病传经已深,若清燥热之白虎汤、白虎加人参汤,通肠结之大、小承气汤,开胸结之大、小陷胸杨,治下利之白头翁汤、黄芩汤,治发黄之茵陈、栀子柏皮等汤,及一切凉润清火育阴安神之剂,皆可用于温病者,又无庸愚之赘语也。(《医学衷中参西录·温病之治法详于〈伤寒论〉解》)

六、赤小豆当归散

[组成] 赤小豆浸令芽出、晒干,三升 当归

[主治] 伤寒狐惑;下血,先血后便;肠痈便脓。

[方论] 唐容川曰:在里言在肌肉中,对皮毛而言则为在里也。肌是肥肉,气分所居;肉是瘦肉,血分所藏。若热入肌肉,令气血相蒸则汗滞不行,是名瘀热。气瘀则为水,血瘀则为火,水火

蒸发于肌肉中,现出土之本色,是以发黄。故用麻黄、杏仁发皮毛以散水于外,用梓白皮以利水于内,梓白皮像人之膜,人身肥肉均生于膜上,膜中通利,水不停汗,则不蒸热,故必利膜而水乃下行,此三味是去水分之瘀热也。连翘散血分之热,赤豆疏血分之结,观仲景赤小豆当归散是疏结血,则此处亦同,此二味是去血分之瘀热也。尤必用甘、枣、生姜宣胃气,协诸药使达于肌肉,妙在潦水是云雨既解之水,用以解水火之蒸郁为切当也。即方观证,而义益显明。(《医学衷中参西录·阳明病茵陈蒿汤栀子檗皮汤麻黄连轺赤小豆汤诸发黄证》)

七、硝石矾石散

[组成]　硝石、矾石烧等分

[主治]　黄家,日晡所发热,而反恶寒,此为女劳得之。膀胱急,少腹满,身尽黄,额上黑,足下热,因作黑疸。其腹胀如水状,大便必黑,时溏,此女劳之病,非水也。腹满者难治,硝石矾石散主之。

[方论]　仲景治黄疸方甚多,有治外感之黄疸者,《伤寒论》治发黄诸方是也;有治内伤之黄疸者,《金匮》黄疸门诸方是也。其中治女劳疸,硝石矾石散方,为治女劳疸之的方,实可为治内伤黄疸之总方。其方硝石(俗名火硝亦名焰硝)、矾石等分为散,大麦粥汁和服方寸匕(约重一钱),日三服,病随大小便去,小便正黄色、大便正黑色是也。特是方中矾石,释者皆以白矾当之,不无遗议?尝考《本经》,矾石一名羽涅,《尔雅》又名涅石,许氏《说文》释涅字,谓黑土在水中,当系染黑之色。矾石既为涅石,亦当为染黑色所需之物,岂非今之皂矾乎?是知皂矾、白矾,古人皆名为矾

石,而愚临证体验以来,知以治黄疸,白矾之功效,诚不如皂矾。盖黄疸之证,中法谓由脾中蕴蓄湿热;西法谓由胆汁溢于血中。皂矾退热燥湿之力不让白矾,故能去脾中漫热,而其色绿而且青(亦名绿矾又名青矾),能兼入胆经,借其酸收之味,以敛胆汁之妄行。且此物化学家原可用硫酸水化铁而成,是知矿中所产之皂矾,亦必多含铁质。尤可借金铁之余气,以镇肝胆之木也。硝石性寒,能解脏腑之实热,味咸入血分,又善解血分之热。且其性善消,遇火即燃,又多含氧气。人身之血,得氧气则赤。又借硝石之消力,以消融血中之渣滓,则血之因胆汁而色变者,不难复于正矣。矧此证大便难者甚多,得硝石以软坚开结,湿热可从大便而解。而其咸寒之性,善清水腑之热,即兼能使湿热自小便解也。至用大麦粥送服者,取其补助脾胃之土以胜湿,而其甘平之性,兼能缓硝矾之猛峻,犹白虎汤中之用粳米也。

按:原方矾石下注有烧字,盖以矾石酸味太烈,制为枯矾则稍和缓。而愚实验以来,知径用生者,其效更速。临证者,相其身体强弱,斟酌适宜可也。

或曰:硝石、朴硝性原相近,仲景他方皆用朴硝,何此方独用硝石?答曰:朴硝味咸,硝石则咸而兼辛,辛者金之味也。就此一方观之,矾石既含有铁质,硝石又具有金味,既善理脾中之湿热,又善制胆汁之妄行,中西医学之理,皆包括于一方之中,所以为医中之圣也。且朴硝降下之力多,硝石消融之力多理详见后砂淋丸下。胆汁之溢于血中者,布满周身,难尽降下,实深赖硝石之善消融也。又朴硝为水之精华结聚,其咸寒之性,似与脾湿者不宜。硝石遇火则燃,兼得水中真阳之气。其味之咸不若朴硝。且兼有辛味,似能散湿气之郁结,而不致助脾湿也。

或谓:西人谓胆汁能渗入小肠,消化食物。若过少则大便色白,食物不化。若过多则呕吐绿水、苦涩。若溢于血分,则成黄疸。今既论疸证,兼采其说。想其能助小肠消食之说,亦可信欤?答曰:其说殊有埋,小肠虽为心之腑,而与胃相连,同为消化食物之具,亦当从胃之气化,与胃均以土论。五行之理,木能疏土。胆之汁亦木也,故能疏通小肠之气化,助之消化食物。有如柴胡为肝胆之药,而《本经》谓其:主肠胃中饮食积聚,能推陈致新也。即使小肠经络与心相表里当以火论,而以木助火,是亦五行相生之理也。西人又谓:甜肉汁与胆汁同入小肠,以助小肠化食。甜肉系胰子,胰子善消油,能入小肠,助小肠以化脂肪。而食物以谷为主,五谷皆属土,淀粉乃谷之重要分子,故胆汁能助小肠以化淀粉也。

按: 近今所谓西人方书,黄疸又名白血病,似不专主其胆汁溢于血中之说也。又有名为脾疳者,似亦改从中法,脾有湿热之说也。其治法用盐酸规尼涅,每日一瓦至二瓦瓦量详见第二卷清金解毒汤下,分三次服下,规尼涅即鸡纳霜详见第七卷加味小柴胡汤下。其药以硫酸制者,名硫酸规尼涅,以盐酸制者,名盐酸规尼涅,皆有透表之力,善治间歇热,盐酸者似稍优。或治以林擒铁丁,系林擒精液与铁浸酒所制,性能补血化滞,清热解烦。然二药以治外感黄疸犹可,以治内伤黄疸则迥不如硝石矾石散也。(《医学衷中参西录·治黄疸方·审定〈金匮〉黄疸门硝石矾石散方》)

硝石即焰硝,俗名火硝。味辛微咸,性与朴硝相近,其寒凉之力逊于朴硝,而消化之力胜于朴硝,若与皂矾同用,善治内伤黄疸,消胆中结石、膀胱中结石即石淋及钩虫病钩虫及胆石病,皆能令人成黄疸,处方编中有审定《金匮》硝石矾石散方,可参观。(《医学衷中参西录·朴硝解》)

特是《金匮》治内伤黄疸,虽各有主方,而愚临证经验以来,知治女劳疸之硝石矾石散,不但治女劳疸甚效,即用以治各种内伤黄疸,亦皆可随手奏效。惟用其方时,宜随证制宜而善为变通耳。

按:硝石矾石散原方,用硝石、矾石等分为散,每服方寸匕约重一钱,大麦粥送下。其用大麦粥者,所以调和二石之性,使之与胃相宜也。至愚用此方时,为散药难服,恒用炒熟大麦面,或小麦面亦可,与二石之末等分,和水为丸,如五味子大,每服二钱,随证择药之相宜者,数味煎汤送下因药中已有麦面为丸,不必再送以大麦粥。其有实热者,可用茵陈、栀子煎汤送服。有食积者,可用生鸡内金、山楂煎汤送服。大便结者,可用大黄、麻仁煎汤送服。小便闭者,可用滑石、生杭芍煎汤送服。恶心呕吐者,可用赭石、青黛煎汤送服。左脉沉而无力者,可用生黄芪、生姜煎汤送服。右脉沉而无力者,可用白术、陈皮煎汤送服。其左右之脉沉迟而弦,且心中觉凉、色黄黯者,附子、干姜皆可加入汤药之中。脉浮有外感者,可先用甘草煎汤送服西药阿司匹林一瓦,出汗后再用甘草汤送服丸药,又凡服此丸药而嫌其味劣者,皆可于所服汤药中加甘草数钱以调之。

至内伤黄疸证皆宜用此丸者,其原因有数端。脾脏为湿所伤者,其膨胀之形有似水母。尝见渔人得水母,敷以矾末,所含之水即全然流出。因此散中有矾石,其控治脾中之水,亦犹水母之敷以矾末也。又黄疸之证,西人谓恒有胆石阻塞胆囊之口,若尿道之有淋石也。硝石、矾石并用则胆石可消。又西人谓小肠中有钩虫亦可令人成黄疸。硝石、矾石并用,则钩虫可除。此所以用此统治内伤黄疸,但变通其送服之汤药,皆可随手奏效也。

至外感黄疸,约皆身有大热。乃寒温之热,传入阳明之腑,其热旁铄,累及胆脾,或脾中素有积湿,热入于脾与湿合,其湿热蕴而生黄,外透肌肤而成疸;或胆中所寄之相火素炽,热入于胆与火并,其胆管因热肿闭,胆汁旁溢混于血中,亦外现成疸。是以仲景治外感黄疸有三方,皆载于《伤寒论》阳明篇,一为茵陈蒿汤,二为栀子柏皮汤,三为麻黄连轺赤小豆汤,皆胆脾并治也。且统观仲景治内伤、外感黄疸之方,皆以茵陈蒿为首方。诚以茵陈蒿为青蒿之嫩者,其得初者生发之气最早,且性凉色青,能入肝胆,既善泻肝胆之热,又善达肝胆之郁,为理肝胆最要之品,即为治黄疸最要之品。然非仲景之创见也,《本经》茵陈蒿列为上品,其主治之下早明言之矣。以西人剖验后知之病因,早寓于中华五千年前开始医学之中也。

至愚生平治外感黄疸,亦即遵用《伤寒论》三方。而于其热甚者,恒于方中加龙胆草数钱。又用麻黄连翘赤小豆汤时,恒加滑石数钱。恐连翘利水之力不足,故加滑石以助之。若其证为白虎汤或白虎加人参汤证及三承气汤证,而身黄者,又恒于白虎承气中,加茵陈蒿数钱。其间有但用外感诸方不效者,亦可用外感诸方煎汤,送服硝石矾石散。

至外感黄疸,约皆身有大热。乃寒温之热,传入阳明之腑,其热旁铄,累及胆脾,或脾中素有积湿,热入于脾与湿合,其湿热蕴而生黄,外透肌肤而成疸;或胆中所寄之相火素炽,热入于胆与火并,其胆管因热肿闭,胆汁旁溢混于血中,亦外现成疸。是以仲景治外感黄疸有三方,皆载于《伤寒论》阳明篇,一为茵陈蒿汤,二为栀子柏皮汤,三为麻黄连轺赤小豆汤,皆胆脾并治也。且统观仲景治内伤、外感黄疸之方,皆以茵陈蒿为首方。诚以茵陈蒿性凉色青,能入肝胆,既善泻肝胆之热,又善达肝胆之郁,为理肝胆最要之品,即为治黄疸最要之品。

有因用心过度,心中生热,牵动少阳相火即胆肝中所寄之相火,上越且外越者。其脉寸关皆有力,多兼滑象,或脉搏略数。其为病,心中烦躁不安,多生疑惑,或多忿怒,或觉热起肋下,散于周身。治用生怀山药细末六七钱,煮作粥,晨间送服芒硝三钱,晚送服西药臭剥两瓦。盖芒硝咸寒,为心经对宫之药,善解心经之热,以开心下热痰此证心下多有热痰;臭剥性亦咸寒,能解心经之热,又善制相火妄动;至送以山药粥者,因咸寒之药与脾胃不宜,且能耗人津液,而山药则善于养脾胃、滋津液,用之送服硝、剥,取其相济以成功,犹《金匮》之硝石矾石散送以大麦粥也。(《医学衷中参西录·论火不归原治法》)

[医案]

1. 黄疸

案 1 天津北大关下首,苏媪,年六十六岁,于仲春得黄疸证。

病因:事有拂意,怒动肝火,继又薄受外感,遂遍身发黄成疸证。

证候:周身黄色如橘,目睛黄尤甚,小便黄可染衣,大便色白而干,心中发热作渴,不思饮食。其脉左部弦长有力且甚硬,右部脉亦有力而微浮,舌苔薄而白无津液。

诊断:此乃肝中先有蕴热,又为外感所束,其热益甚,致胆管肿胀,不能输其胆汁于小肠,而溢于血中随血运遍周身,是以周身无处不黄。迨至随血运行之余,又随水饮渗出归于膀胱,是以小便亦黄。至于大便色白者,因胆汁不入小肠以化食,大便中既无胆汁之色也。《金匮》有硝石矾石散,原为治女劳疸之专方,愚恒借之以概治疸证皆效,而煎汤送服之药须随证变更。其原方原用大麦粥送服,而此证肝胆之脉太盛,当用泻肝胆之药煎汤送之。

处方:净火硝研细一两、皂矾研细一两、大麦面焙热,如无可代以小麦面二两。水和为丸,桐子大,每服二钱,日两次。此即硝石矾石散而变散为丸也。

汤药：生怀山药一两、生杭芍八钱、连翘三钱、滑石三钱、栀子二钱、茵陈二钱、甘草二钱。

共煎汤一大盅，送服丸药一次，至第二次服丸药时，仍煎此汤药之渣送之。再者此证舌苔犹白，右脉犹浮，当于初次服药后迟一点钟，再服西药阿司匹林一瓦，俾周身得微汗以解其未罢之表证。

按：硝石矾石散，服之间有作呕吐者，今变散为丸，即无斯弊。又方中硝石，解者多谓系白矾，而兹方中用皂矾者，因本方后有病随大小便去，小便正黄，大便正黑数语。解者又谓大便正黑系瘀血下行，夫果系瘀血下行，当为紫黑何为正黑，盖人惟服皂矾其大便必正黑，矾石系为皂矾之明征。又尝考《本经》，硝石一名羽涅，《尔雅》又名为涅石，夫涅者染物使黑也，矾石既为染黑色所需之物，则为皂矾非白矾尤无疑矣。且此病发于肝胆，皂矾原为硫酸化铁而成，化学家既名之为硫酸铁，方中用矾石原借金能制木之义以制胆汁之妄行也。又尝阅西学医书，其治黄疸亦多用铁基之药，即中西医理汇通参观，则矾石为皂矾而决非白矾不更分毫无疑哉。

复诊：将药连服四剂，阿司匹林服一次已周身得汗，其心中已不若从前之渴热，能进饮食，大便已变黑色，小便黄色稍淡，周身之黄亦见退，脉象亦较前和缓。俾每日仍服丸药两次，每次服一钱五分，所送服之汤药方则稍为加减。

汤药：生怀山药一两、生杭芍六钱、生麦芽三钱、鲜茅根茅根无鲜者可代以鲜芦根三钱、茵陈二钱、龙胆草二钱、甘草钱半。

共煎汤，送服丸药如前。

效果：将药连服五剂，周身之黄已减三分之二，小便之黄亦日见轻减，脉象已和平如常。遂俾停药勿服，日用生怀山药、生薏米等分轧细,煮作茶汤,调入鲜梨、鲜荸荠自然汁,当点心服之,阅两旬病遂痊愈。

或问:黄疸之证,中法谓病发于脾,西法谓病发于胆。今此案全从病发于胆论治,将勿中法谓病发于脾者不可信欤?答曰:黄疸之证有发于脾者,有发于胆者,为黄疸之原因不同,是以仲圣治黄疸之方各异,即如硝石矾石散,原治病发于胆者也。其矾石若用皂矾,固为平肝胆要药,至硝石确系火硝,其味甚辛,辛者金味,与矾石并用更可相助为理也。且西人谓有因胆石成黄疸者,而硝石矾石散,又善消胆石;有因钩虫成黄疸者,而硝石矾石散并善除钩虫,制方之妙诚不可令人思议也。不但此也,仲圣对于各种疸证多用茵陈,此物乃青蒿之嫩者,禀少阳最初之气,发生于冰雪未化之中,色青、性凉、气香,最善入少阳之腑以清热舒郁、消肿透窍,原为少阳之主药。仲圣若不知黄疸之证兼发于胆,何以若斯喜用少阳之药乎?是以至明季南昌喻氏出,深窥仲圣用药之奥旨,于治钱小鲁酒疸一案,直谓胆之热汁溢于外,以渐渗于经络则周身俱黄云云,不已显然揭明黄疸有发于胆经者乎?(《医学衷中参西录·黄疸门·黄疸兼外感》)

案2 王级三,奉天陆军连长,年三十二岁,于季秋得黄疸证。

病因:出外行军,夜宿帐中,勤苦兼受寒凉,如此月余,遂得黄疸证。证候:周身黄色甚暗似兼灰色,饮食减少,肢体酸懒无力,大便一日恒两次,似完谷不化,脉象沉细,左部更沉细欲无。诊断:此脾胃肝胆两伤之病也,为勤苦寒凉过度,以致伤其脾胃,是以饮食减少,完谷不化;伤其肝胆,是以胆汁凝结于胆管之中,不能输肠以化食,转由胆囊渗出,随血流行于周身而发黄。此宜用《金匮》硝石矾石散以化其胆管之凝结,而以健脾胃补肝胆之药煎汤送服。处方:用硝石矾石散所制丸药(见前),每服二钱,一日服两次,用后汤药送服。汤药:生箭芪六钱、白术炒四钱、桂枝尖三钱、生鸡内金黄色的捣二钱、甘草二钱。共煎汤一大盅,送服丸药一次,至第二次服丸药时,仍煎此汤药之渣送之。

复诊:将药连服五剂,饮食增加,消化亦颇佳良,体力稍振,周身黄退弱半,脉象亦大有起色。俾仍服丸药,一次服一钱五分,日两次,所送服之汤药宜略有加减。汤药:生箭芪六钱、白术炒三钱、当归三钱、生麦芽三钱、生鸡内金黄色的捣二钱、甘草二钱。共煎汤一大盅,送服丸药一次,至第二次服丸药时,仍煎此汤药之渣送服。效果:将药连服六剂,周身之黄已退十分之七,身形亦渐强壮,脉象已复其常。俾将丸药减去一次,将汤药中去白术加生怀山药五钱,再服数剂以善其后。(《医学衷中参西录·黄疸门·黄疸》)

2. 闭经

天津南开中学旁,陈氏女,年十七岁,经通忽又半载不至。

病因:项侧生有瘰疬,服药疗治,过于咸寒,致伤脾胃,饮食减少,遂至经闭。

证候:午前微觉寒凉,日加申时,又复潮热,然不甚剧。黎明时或微出汗,咳嗽有痰,夜间略甚,然仍无妨于安眠。饮食消化不良,较寻常减半。心中恒觉发热思食凉物,大便干燥,三四日一行。其脉左部弦而微硬,右部脉亦近弦,而重诊无力,一息搏逾五至。

诊断:此因饮食减少,生血不足以至经闭也。其午前觉凉者,其气分亦有不足,不能乘阳气上升之时而宣布也。至其晚间之觉热,则显为血虚之象。至于心中发热,是因阴虚生内热也。其热上升伤肺易生咳嗽,胃中消化不良易生痰涎,此咳嗽又多痰也。其大便燥结者,因脾胃伤损失传送之力,而血虚阴亏又不能润其肠也。左脉弦而兼硬者,心血虚损不能润肝滋肾也。右脉弦而无力者,肺之津液、胃之酸汁皆亏,又兼肺胃之气分皆不足也。拟治以资生通脉汤方在三期八卷,复即原方略为加减,俾与证相宜。

处方:白术炒三钱、生怀山药八钱、大甘枸杞六钱、龙眼肉五钱、生怀地黄五钱、玄参四钱、生杭芍四钱、生赭石轧细四钱、当归四钱、桃仁二钱、红花钱半、甘草二钱。共煎汤一大盅,温服。

复诊:将药连服二十余剂随时略有加减,饮食增多,身形健壮,诸病皆愈。惟月信犹未通,宜再注意通其月信。处方:生水蛭轧为细末一两、生怀山药轧为细末半斤。

每用山药末七钱,凉水调和煮作茶汤,加红蔗糖融化,令其适口,以之送服水蛭末六分,一日再服,当点心用之,久则月信必通。

效果:按方服过旬日,月信果通下,从此经血调和无病。

按:水蛭《本经》原无炙用之文,而后世本草谓若不炙即用之,得水即活,殊为荒唐之言。尝试用此药,先用炙者无效,后改用生者,见效甚速三期七卷理冲九后附有医案,且论水蛭之性甚详,其性并不猛烈,惟稍有刺激性。屡服恐于胃不宜,用山药煮粥送服,此即《金匮》硝石矾石散送以大麦粥之义也。且山药饶有补益之力,又为寻常服食之品,以其粥送水蛭,既可防其开破伤正,且又善于调和胃腑也。(《医学衷中参西录·妇女科·处女经闭》)

第十章 建中汤类方

一、小建中汤

[**组成**] 桂枝 去皮，三两 甘草 炙，二两 大枣 擘，十二枚 芍药六两 生姜 切，三两 胶饴一升

[**主治**] 伤寒二三日，心中悸而烦者，小建中汤主之。

[**方论**] 又曰：伤寒阳脉涩，阴脉弦，法当腹中急痛者，先与小建中汤，不差者，与小柴胡汤主之。

唐容川注曰：阳脉属气分，卫气从膜网而出，以达皮肤。膜网不通利，则卫气难于外出，故脉应之而涩。阴脉属血分，血藏膏油中，血滞油寒，气不得与血流通，则血行气阻而作痛，所谓痛则不通也。故先与小建中汤，以温其膏油，建中者，指中焦而言。中焦之膏油既温，则血不凝滞，而膜中之气，自通而不痛矣。若油既温和，痛仍不瘥者，是膏油血分通利，而膜网之微细管窍不通利，故阳气不得出也，复与小柴胡汤，疏通其膜网。则阳气通畅而愈。

又曰：妇人中风七八日，续得寒热，发作有时，经水适断者，此为热入血室，其血必结，故使如疟状，发作有时，小柴胡汤主之。

唐容川注曰：邪在表里之间，只能往来寒热，而不发作有时。惟疟证邪客风府，或疟母结于胁下膜油之中，卫气一日一周，行至邪结之处，欲出不得，相争为寒热，所以发作有时也。夫卫气者，

发于膀胱水中,达出血分,血为营、气为卫,此证热入血室,在下焦膜网之中,其血必结。阻其卫气至血结之处,相争则发寒热。卫气已过则寒热止,是以发作有时,与疟无异。原文故使二字,明言卫气从膜中出,血结在膜中,故使卫气不得达也。用柴胡透达膜膈而愈。知热入血室在膜中,即知疟亦在膜中矣。(《医学衷中参西录·治伤寒方·小柴胡汤解》)

二、桂枝加芍药汤

[**组成**]　桂枝去皮,三两　芍药六两　甘草炙,二两　生姜切,三两　大枣擘,十二枚

[**用法**]　上五味,以水七升,煮取三升,去滓,分温三服。

桂枝加大黄汤方,即前方加大黄二两。

[**病机**]　太阴之证,不必皆由少阳传来也,又间有自太阳传来者,然自少阳传来,为传经次第之正传,自太阳传来则为误治之坏证矣。

《伤寒论》原文:本太阳病,医反下之,因而腹满时痛者,属太阴也,桂枝加芍药汤主之;大实痛者,桂枝加大黄汤主之。

张拱端曰:太阴脾脏通体连于油网之上,网中之膏油脾所主也。油网布腹中,邪入太阴之网油,故腹满时痛,网油透出躯壳,是生肥肉称肌肉,肌肉与太阳之营卫相接于外,故太阳之邪热可由肌肉而入太阴脾也。用桂枝加芍药汤,以太阳营卫之陷邪可举者,有姜、桂调而举之;不可举者,重加芍药之苦以降之,则满痛可愈。若大实痛者,是膏油受邪过甚,实于其中胰脂化膏之力不足以胜之,故用桂枝加大黄汤,倍芍药苦降之外,更加大黄助胰脂滑利之性以去膏油之实也。然太阴标阴本湿,只有温汗两法,原无

下法,以太阴主湿,湿能濡,无燥结之可下也,今用下行之大黄者何耶?盖大黄虽能下行,亦视所用之轻重为变迁耳。考夫阳明与太阴,俱有满痛证,观阳明之承气汤重用大黄,此处轻用大黄,不独见药之轻重有变迁,更可见阳明与太阴之满痛,其界限又不同。阳明是胃管,胃管内之糟粕,得阳明之燥气,能使结实不大便而满痛,故承气重用大黄以通地道。太阴是脾,脾连油网,在胃管之外网膜膏油中,只能壅水与血而为满痛。理中汤用白术、干姜,燥水湿以散寒也。桂枝加芍药汤、桂枝加大黄汤,均重用芍药泄血分之热也。而桂枝加大黄,虽用大黄,然用量轻于诸药,当从诸药入于太阴脾之网油,不得由大肠径过而下也。例如茵陈蒿汤虽用大黄,其茵陈独多,而大黄随茵陈利湿热由小便出,其理可求矣。

张氏此段疏解颇精细,惟于桂枝汤中倍用芍药之理似欠发挥。盖当误下之后,外感之邪固可乘虚而入太阴,究之脾土骤为降下所伤,肝木即乘虚而侮脾土,腹中之满而且痛,实由肝脾之相龃龉也。

[**主治**]　太阳病,医反下之,因而腹满时痛者,属太阴也,桂枝加芍药汤主之。

本太阳病,医反下之,因而腹满时痛者,属太阴也,桂枝加芍药汤主之。

[**方论**]　桂枝原为平肝木得桂则枯,且其味辛属金,金能制木也和脾气香能醒脾,辛温之性,又善开脾痹之圣药,而辅以芍药、甘草、姜、枣,又皆为柔肝扶脾之品,是桂枝汤一方,若免去啜粥,即可为治太阴病之正药也。

至于本太阳证,因误下病陷太阴,腹满时痛,而独将方中芍药加倍者,因芍药善治腹痛也。试观仲景用小柴胡汤,腹痛者去黄芩加芍药,通脉四逆汤腹痛者,去葱加芍药,此明征也。若与甘草等分同用,为芍药甘草汤,原为仲景复阴之方,愚尝用之以治外感杂证,骤然腹痛须审其腹痛非凉者,莫不随手奏效。惟其所用之分量,芍药倍于甘草是为适宜,盖二药同用原有化合之妙,此中精微固不易窥测也。且二药如此并用,大有开通之力,则不惟能治腹痛,且能除腹满也。惟此方中芍药加倍为六两,甘草仍为二两,似嫌甘草之力薄弱,服后或难速效,拟将甘草亦加重为三两,应无药性偏重之弊欤。(《医学衷中参西录·太阴病坏证桂枝加芍药汤及桂枝加大黄汤证》)

三、薯蓣丸

[组成] 薯蓣三十分　当归、桂枝、曲、干地黄、豆黄卷各十分　甘草二十八分　人参七分　芎劳、芍药、白术、麦门冬、杏仁各六分　柴胡、桔梗、茯苓各五分　阿胶七分　干姜三分　白蔹二分　防风六分　大枣百枚为膏

[主治]　虚劳诸不足,风气百疾,薯蓣丸主之。

[鉴别]

一味薯蓣饮

治劳瘵发热,或喘或嗽,或自汗,或心中怔忡,或因小便不利,致大便滑泻,及一切阴分亏损之证。

生怀山药四两,切片。

上一味煮汁两大碗,以之当茶,徐徐温饮之。

山药之性,能滋阴又能利湿,能滑润又能收涩。是以能补肺补肾兼补脾胃。且其含蛋白质最多,在滋补药中诚为无上之品,特性甚和平,宜多服常服耳。

陈修园谓:山药为寻常服食之物,不能治大病,非也。若果不

治大病,何以《金匮》治劳瘵有薯蓣丸。(《医学衷中参西录·治阴虚劳热方·一味薯蓣饮》)

[方论] 按:麦芽具升发之性,实兼消化之力。化学家生麦芽于理石即石膏上,凡麦芽根盘布之处,其石皆成微凹,则其尤善消化可知。故用麦芽生发肝气者,必与参、芪诸药并用,而后有益无损。

又按:土爰稼穑,稼穑作甘,百谷味甘属土,故能补益。而百谷之芽,又皆属木,故能疏通,然有入气分、血分之别。甲生者阳,其芽拆甲而出,稻、粱俗名谷子、麦、黍、稷亦名芦稷,俗名高粱诸芽是也,为其属阳,故能疏通气分;乙生者阴,其芽形曲似乙而出,诸豆之芽是也,为其属阴,故能疏通血分。《金匮》薯蓣丸用之,以治血痹虚劳也薯蓣丸中有大豆黄卷。(《医学衷中参西录·治气血郁滞肢体疼痛方·培脾舒肝汤》)

四、大建中汤

[组成] 蜀椒去汗,二合 干姜四两 人参二两 胶饴一升

[主治] 心胸中大寒痛,呕不能饮食,腹中寒,上冲皮起,出见有头足,上下痛而不可触近,大建中汤主之。

[方论] 太阴自少阳传来原无寒证,乃有其脏本素有寒积,经外感传入而触之,致太阴外感之证不显,而惟显其内蓄之寒凉以为病者,是则不当治外感,惟宜治内伤矣。

《伤寒论》原文:自利不渴者,属太阴,以其脏有寒故也。当温之,宜四逆辈。

陈修园曰:自利者,不因下而利也。凡利则津液下注,多见口渴,惟太阴湿土之为病不渴,至于下利者当温之,而浑言四逆辈,

所包括之方原甚广。

王和安谓：温其中兼温其下宜四逆，但温其中宜理中、吴茱萸，寒结宜大建中汤。湿宜真武汤，渴者宜五苓散，不渴而滑宜赤石脂禹余粮汤。而愚则谓甘草干姜汤、干姜附子汤、茯苓四逆汤诸方，皆可因证选用也。（《医学衷中参西录·太阴病宜四逆辈诸寒证》）

五、小半夏汤

[组成]　半夏一升　生姜半斤

[用法]　上二味，以水七升，煮取一升半，分温再服。

[主治]　呕家本渴，渴者为欲解，今反不渴，《千金》作呕家不渴，渴者为欲解，本渴今反不渴。心下有支饮故也，小半夏汤主之。《千金》云：小半夏加茯苓汤。

[方论]　从来呕吐之证，多因胃气冲气并而上逆。半夏为降胃安冲之主药。故《金匮》治呕吐，有大、小半夏汤。特是呕者，最忌矾味，而今之坊间鬻者，虽清半夏亦有矾，故必将矾味洗净，而后以治呕吐，不至同于抱薪救火也。其多用至一两者，诚以半夏味本辛辣，因坊间治法太过，辣味全消，又经数次淘洗，其力愈减，必额外多用之，始能成降逆止呕之功。而必与山药作粥者，凡呕吐之人，饮汤则易吐，食粥则借其稠黏留滞之力，可以略存胃腑，以待药力之施行。且山药，在上大能补肺生津，则多用半夏不虑其燥，在下大能补肾敛冲，则冲气得养，自安其位。且与半夏皆无药味，故用于呕吐甚剧，不能服药者尤宜也。（《医学衷中参西录·治呕吐方·薯蓣半夏粥》）

第十一章 甘草干姜汤类方

一、甘草干姜汤

[组成] 甘草炙,四两 干姜二两

[主治] 伤寒脉浮,自汗出,小便数,心烦,微恶寒,脚挛急,反与桂枝欲攻其表,此误也。得之便厥,咽中干,烦躁吐逆者,作甘草干姜汤与之,以复其阳。

[方论] 甘草性微温,其味至甘,得土气最全。通脉汤、四逆汤用之,是借其甘缓之性,以缓热药之僭上。与芍药同用,能育阴缓中止疼,仲景有甘草芍药汤。与干姜同用,能逗留其热力使之绵长,仲景有甘草干姜汤。与半夏、细辛诸药同用,能解其辛而且麻之味,使归和平。惟与大戟、芫花、甘遂、海藻相反,余药则皆相宜也。

陈修园曰:干姜气温,禀厥阴风木之气,若温而不烈,则气归平和而属土矣。味辛得阳明燥金之味,若辛而不偏,则金能生水而转润矣,故干姜为脏寒之要药也。胸中者肺之分也,肺寒则金失下降之性,气壅于胸中而满也;满则气上,所以咳逆上气之证生焉;其主之者辛散温行也。中者土也,土虚则寒,而此能温之,止血者多指下血而言,若吐血衄血亦间有因寒者,必与赭石同用方妥,以阳虚阴必走,得暖则血自归经也。出汗者,辛温能发散也,逐风湿痹

183

者,治寒邪之留于筋骨也,治肠澼下利者,除寒邪之陷于肠胃也。以上诸主治,皆取其雄烈之用,如孟子所谓刚大浩然之气,塞乎天地之间也。生则辛味浑全,故又申言之曰,生者尤良。即《金匮》治肺痿用甘草干姜汤,自注炮用,以肺虚不能骤受过辛之味,炮之使辛味稍减,亦一时之权宜,非若后世炮黑炮炭,全失姜之本性也。

徐灵胎曰:凡味厚之药主守,气厚之药主散,干姜气味俱浓,故散而能守。夫散不全散,守不全守,则旋转于经络脏腑之间,驱寒除湿、和血通气所必然矣,故性虽猛峻,不妨服食。(《医学衷中参西录·干姜解》)

二、理 中 丸

[组成] 人参、甘草、白术、干姜各三两

[用法] 上四味,捣筛,蜜丸如鸡子黄大,以沸汤数合和一丸,研碎,温服之,日三夜二服,腹中未热,益至三四丸,然不及汤。汤法:以四物根据两数切,用水八升,煮取三升,去滓,温服一升,日三服。

[加减] 附加减法:若脐上筑者,肾气动也,去术加桂四两。吐多者,去术加生姜三两。下多者,还用术。悸者,加茯苓二两。渴欲饮水者,加术足前成四两半。腹中疼者,加人参足前成四两半。寒者加干姜,足前成四两半。腹满者,去术加附子一枚。服汤后如食顷,饮热粥一升许,微自温,勿发揭衣被。

[主治] 《伤寒论》原文:大病瘥后,喜唾,久不了了者,胸上有寒,当以丸药温之,宜理中丸。(《医学衷中参西录·不分经之病烧裩散证理中丸证竹叶石膏汤证》)

［方论］ 此病时服凉药太过,伤其胃中之阳,致胃阳虚损不能运化脾脏之湿,是以痰饮上溢而喜唾,久不了了也。故方中用人参以回胃中之阳,其补益之力,且能助胃之动加数,自能运化脾中之湿使之下行。而又辅以白术,能健脾又能渗湿。干姜以能暖胃又能助相火以生土。且又加甘草以调和诸药,使药力之猛者,得甘草之缓而猛力悉化,使药性之热者,得甘草之甘而热力愈长也。至于方后诸多加减,又皆各具精义,随诸证之变化,而遵其加减诸法,用之自能奏效无误也。(《医学衷中参西录·不分经之病烧裩散证理中丸证竹叶石膏汤证》)

三、吴茱萸汤

［组成］ 吴茱萸洗,一升 人参三两 生姜切,六两 大枣擘,十二枚

［主治］ 《伤寒论》原文:少阴病,吐利,手足厥冷,烦躁欲死者,吴茱萸汤主之。

柯韵伯曰:少阴病,吐利、烦躁、四逆者死。四逆者四肢厥冷兼臂、胫而言也,此云手足是指掌而言,四肢之阳犹在也。(《医学衷中参西录·少阴病吴茱萸汤证》)

［方论］ 人之脏腑,脾胃属土,原可包括金、木、水、火诸脏。是故肝气宜升,非“脾土”之气上行,则肝气不升。胆火宜降,非“胃土”之气下行,则胆火不降黄坤载曾有此论甚确。所以《内经》论厥阴治法,有“调其中气,使之和平”之语。所谓“中气”者,指“脾胃”而言也。所谓“使之和平”者,指“厥阴肝经”而言也。厥阴之治法如斯,少阳之治法亦不外斯。至仲景祖述《内经》,继往开来,作《伤寒论》一书,于治少阳寒热往来,有小柴胡汤,方中用人参、

甘草、大枣、半夏以调理脾胃,所谓调其中气使之和平也。治厥阴干呕、吐涎沫,有吴茱萸汤,方中亦用人参、大枣以调理脾胃,亦所谓调其中气使之和平也。且小柴胡汤中,以柴胡为君,虽系少阳之药,而《本经》谓其主肠胃中结气,饮食积聚,寒热邪气,推陈致新。细绎《本经》之文,则柴胡实亦为阳明之药而兼治少阳也。观《本经》《内经》与《伤寒》《金匮》诸书,自无疑于拙拟之升降汤矣。(《医学衷中参西录·治气血郁滞肢体疼痛方·升降汤》)

论云:食谷欲呕者属阳明也,吴茱萸汤主之。又云:干呕吐涎沫头痛者,吴茱萸汤主之。此阳明之正方也。或谓吴茱萸降浊阴之气为厥阴专药,然温中散寒,又为三阴并用之药,而佐以人参、姜、枣,又为胃阳衰败之神方也。

周伯度曰:吴茱萸树高丈余,皮青绿色,结实梢头。其气燥,故得木气多而用于肝。叶紫、花紫、实紫,紫乃水火相乱之色。实熟于季秋,气味苦辛而温性且烈,是于水火相乱之中,操转旋拨乱之权,故能入肝伸阳戢阴而辟寒邪。味辛则升、苦则降,辛能散、苦能坚,亦升亦降,亦散亦坚,故上不至极上、下不至极下,第为辟肝中之寒邪而已。食谷欲呕者,肝受寒邪上攻其胃,不食谷则肝气犹舒,食谷则肝不能容而欲呕,与胃虚之有反胃迥殊,故非吴茱萸汤不治。夫肝邪上攻,则胃病为木乘土,下迫则肾病为子传母,迫子传母则吐利交作,而不止一吐矣,少阴自病下利已耳,未必兼吐,吐而利矣,未必兼逆冷烦躁吐利,而且手足逆冷烦躁欲死,非肝邪盛极而何! 此时疗之,舍吴茱萸汤亦别无他法也。

按:上两节之议论,一主胃,一主肝。究之吴茱萸汤之实用,乃肝胃同治之剂也。至于此证烦躁欲死,非必因肝邪盛极,实因寒邪阻塞而心肾不交也。盖人心肾之气,果分毫不交,其人即危不旋踵,至于烦躁欲死其心肾几分毫不交矣。夫心肾之所以相交者,实赖脾胃之气上下通行,是以内炼家以肾为婴儿,心为姹女,婴儿姹女相会,必赖黄婆为媒,黄婆者脾胃也。是以少阴他方中皆用干姜,而吴茱萸汤中则重用生姜至六两,取其温通之性,能升能降(生姜善发汗,是其能升;善止呕吐,是其能降),以开脾胃凝滞之寒邪,使脾胃之气上下通行,则心肾自能随脾胃气化之升降而息息相通矣。(《医学衷中参西录·少阴病吴茱萸汤证》)

四、侯氏黑散

[组成]　菊花四十分　白术十分　细辛三分　茯苓三分　牡蛎三分　桔梗八分　防风十分　人参三分　矾石三分　黄芩五分　当归三分　干姜三分　芎劳三分　桂枝三分

[主治]　治大风,四肢烦重,心中恶寒不足者。

[鉴别]

1. 熄风汤

人参五钱,赭石煅研五钱,大熟地一两,山萸肉去净核六钱,生杭芍四钱,乌附子一钱,龙骨不用煅五钱捣,牡蛎不用煅五钱捣。(《医学衷中参西录·治内外中风方·搜风汤》)

类中风之证,其剧者忽然昏倒,不省人事,所谓尸厥之证也。秦越人论虢太子尸厥谓,上有绝阳之络,下有破阴之纽。妙哉其言也!盖人之一身,阴阳原相维系。阳性上浮而阴气自下吸之,阴性下降而阳气自上提之,阴阳互根,浑沦环抱,寿命可百年无恙也。有时保养失宜,下焦阴分亏损,不能维系上焦阳分,则阳气脱而上奔,又兼肾水不能濡润肝木,则肝风煽动,痰涎上壅,而猝然昏倒,僵直如尸矣。故用赭石佐人参,以挽回其绝阳之络,更有龙

骨、牡蛎以收敛之,则阳能下济。用萸肉佐熟地以填补其破阴之
纽,更有附子以温煦之,则阴可上达。用芍药者,取其与附子同
用,能收敛浮越之元气归藏于阴也。且此证肝风因虚而动,愈迫
阳气上浮。然此乃内生之风,非外来之风也。故宜用濡润收敛之
品以熄之。芍药与龙骨、牡蛎、萸肉又为宁熄内风之妙品也。若
其肝风虽动,而阴阳不至离绝,其人或怔忡不宁,或目眩头晕,或
四肢间有麻木之时,可单将方中龙骨、牡蛎、萸肉各七八钱,更加
柏子仁一两以滋润肝木,其风自熄。盖肝为将军之官,内寄龙雷
之火,最难驯服,惟养之镇之,恩威并用,而后骄将不难统驭也。

或问:中风之证,河间主火,东垣主气,丹溪主湿,所论虽非真
中风,亦系类中风,陈修园概目为小家技者何也?答曰:以三子意
中几无所谓真中风,直欲执其方以概治中风之证也。如河间地黄
饮子治少阴气厥不至,舌暗不能言,足废不能行,果其病固不差,
其方用之多效。倘其证兼外感,服之转能固闭风邪,不得外出,遗
误非浅。若《金匮》侯氏黑散、风引汤诸方,既治外感,又治内伤,
而其所用之药,不但并行不悖,且能相助为理,超超玄著,神妙无
穷,以视三子之方,宁非狭小。夫经方既如此超妙,而愚复有熄风
汤与前搜风汤之拟者,非与前哲争胜也。盖为仓猝救急之计,与
侯氏黑散诸方用意不同也。

按:类中风之证不必皆因虚。王孟英曰:若其平素素禀阳盛,
过啖肥甘,积热酿毒,壅塞隧络,多患类中风。宜化痰清热,流利
机关。自始至终,忌投补滞。徐氏《洄溪医案》中所治中风案最精
当。(《医学衷中参西录·治内外中风方·搜风汤》)

2. 风引汤

治偏枯。

生黄芪一两五钱、当归五钱、天花粉四钱、天冬四钱、甘松三

钱、生明乳香三钱、生明没药三钱。

偏枯之证,因其胸中大气虚损,不能充满于全身,外感之邪即于其不充满之处袭之经络,闭塞血脉,以成偏枯之证。病在左者,宜用鹿茸汤浸兑服、鹿角锉细灸服,或鹿角胶另炖同服作引。病在右者,宜用虎骨锉细灸服或虎骨胶另炖同服作引。初服此汤时,宜加羌活二钱,全蜈蚣一条焙焦研服,以祛风通络,三四剂后去之。脉大而弦硬者,宜加山萸肉核皆去净、生龙骨、生牡蛎各数钱,至脉见和软后去之。服之觉闷者,可佐以疏通之品,如丹参、生鸡内金捣细、陈皮、白芥之类,凡破气之药皆不宜用。觉热者,可将花粉、天冬加重,热甚者可加生石膏数钱,或至两许。试观《金匮》治热瘫痫有风引汤,方中石膏与寒水石并用,《千金》小续命汤为六经中风之通剂,去附子,加石膏、知母名白虎续命汤,古法可考也。觉凉者,宜去花粉、天冬。凉甚者加附子、肉桂捣细冲服。

或又问曰:王氏之论既非吻合,而用其补阳还五汤者何以恒多试验?答曰:王氏之补阳还五汤以补气为主,故重用黄芪四两为君,而《神农本草经》黄芪原主大风。许胤宗治中风不醒,不能进药者,用黄芪、防风数斤,煮汤乘热置病人鼻下熏之,病人即醒,则黄芪善治风可知。由是观之,王氏之论非吻合,王氏之方实甚妥善也。且治偏枯当补气分,亦非王氏之创论也。《金匮》治风痹身体麻木,有黄芪五物汤,方中亦以黄芪为君,实王氏补阳还五汤之权舆也。

或问:偏枯之证既有外感袭人经络,闭塞血脉,子方中复有时加龙骨、牡蛎、萸肉收涩之品其义何居?答曰:龙骨敛正气而不敛邪气,此徐灵胎注《本经》之言,诚千古不刊之名论也。而愚则谓龙骨与牡蛎同用,不惟不敛邪气,转能逐邪气使之外出,陈修园谓龙属阳而潜于海,故其骨能引逆上之火、泛滥之水下归其宅。若与牡蛎同用,为治痰之神品。而愚则谓龙骨、牡蛎同用,最善理关节之痰。凡中风者,其关节间皆有顽痰凝滞,是以《金匮》风引汤治热瘫痫,而龙骨、牡蛎并用也。不但此也,尝诊此证,左偏枯者其左脉必弦硬,右偏枯者其右脉必弦硬。夫弦硬乃肝木生风之象,其内风兼动,可知龙骨、牡蛎大能宁静内风,使脉之弦硬者变为柔和。(《医学衷中参西录·治肢体痿废方·补偏汤》)

五、苓桂术甘汤

[组成] 茯苓四两 桂枝去皮,三两 白术、甘草各炙,二两
上四味。以水六升。煮取三升。去滓。分温三服。

[主治] 拙著《衷中参西录》理饮汤(白术四钱、干姜五钱、桂枝二钱、炙甘草二钱、茯苓片二钱、白芍二钱、橘红一钱半、川厚朴一钱半。服数剂后,饮虽开通,而气分若不足者,酌加生黄芪数钱。主治因心肺阳虚,致脾湿不升,胃郁不降,饮食不能运化精微,变为饮邪。编者注),原为治此证的方,特其药味与分量宜稍为变更耳。今拟一方于下,以备采择。方用:生箭芪一两,干姜八钱,于术四钱,桂枝尖、茯苓片、炙甘草各三钱,厚朴、陈皮各二钱,煎汤服。方中之义,用黄芪以补胸中大气,大气壮旺,自能运化水饮,仲景所谓"大气一转,其气(指水饮之气)乃散"也,而黄芪协同干姜、桂枝,又能补助心肺之阳,使心肺阳足,如日丽中天,阴霾自开;更用白术、茯苓以理脾之湿,厚朴、陈皮以通胃之气,气顺湿消,痰饮自除;用炙甘草者,取其至甘之味,能调干姜之辛辣,而干姜得甘草,且能逗留其热力,使之绵长,并能缓和其热力,使不猛烈也。(《医学衷中参西录·答台湾严坤荣代友问痰饮治法》)

按:此方即《金匮》苓桂术甘汤,加黄芪、干姜、厚朴、陈皮,亦

即拙拟之理饮汤方在三期第三卷去芍药也。原方之用芍药者,因寒饮之证,有迫其真阳外越,周身作灼,或激其真阳上窜,目眩耳聋者,芍药酸敛苦降之性,能收敛上窜外越之元阳归根也_{然必与温补之药同用方有此效}。此病原无此证,故不用白芍。至黄芪在原方中,原以痰饮既开、自觉气不足者加之,兹则开始即重用黄芪者,诚以寒饮固结二十余年,非有黄芪之大力者。不能斡旋诸药以成功也。(《医学衷中参西录·答台湾严坤荣代友问痰饮治法》)

[医案]

外感痰喘

曾记弱冠时,比邻有病外感痰喘者,延邑中老医皮荣伯先生,投以小青龙汤一剂喘即愈,然觉胸中似有雾气弥漫不能进食。皮君曰:此乃湿气充盛,是以胃气不开也,此当投以开胃之剂。为疏方,用《金匮》苓桂术甘汤,煎服后未半刻,陡觉胸中阴霾顿开,毫无障碍,遂能进食,见者皆惊其用药之神奇。夫皮君能如此用药,诚无愧名医之目。而益叹经方之神妙,诚有不可令人思议者矣。此因一用莱菔,一用古方,均开胃于顷刻之间,故附志之。(《医学衷中参西录·温病门·风温》)

六、柏 叶 汤

[组成] 柏叶、干姜各三两 艾叶三把

[主治] 吐血不止者,柏叶汤主之。

[方论] 《金匮》有柏叶汤方,为治因寒气逆以致吐血者之良方也。故其方中用干姜、艾叶以暖胃,然又虑姜、艾之辛热,宜于脾胃,不宜于肝胆,恐服药之后,肝胆所寄之相火妄动,故又用柏叶之善于镇肝且善于凉肝者_{柏树之杪向西北,得金水之气,故善镇肝凉}

肝以辅之。此所谓有节制之师,先自立于不败之地,而后能克敌制胜也。至后世薛立斋谓,因寒吐血者,宜治以理中汤加当归,但知暖胃,不知降胃,并不知镇肝凉肝,其方远逊于柏叶汤矣。然此时富贵之家喜服西药,恒讥中药为不洁,若杂以马通汁,将益嫌其不洁矣,是以愚另拟健胃温降汤以代之也。(《医学衷中参西录·论吐血、衄血之原因及治法》)

七、黄 土 汤

[组成] 甘草、干地黄、白术、附子炮、阿胶、黄芩各三两 灶中黄土半斤

[主治] 下血,先便后血,此远血也,黄土汤主之。

[医案]

泄泻

陈修园曰:朱紫坊黄姓之女,年二十二岁。始因经闭,服行经之药不效。后泄泻不止,食少骨瘦如柴,服四神、八味之类,泻益甚,而五更至天明数次,便后带血。余主用《金匮》黄土汤,以干姜易附子,每服加生鹿茸五钱。意以先止其泄泻便红,然后再调其经水。连服八剂,泄泻如故,而经水通矣。又服五剂,泻血俱止。后服六君子汤加干姜收功。可知鹿茸入冲、任、督三脉,大能补血,非无情之草木所可比也。观修园此案,则鹿茸之功用,诚非西人所能尽知矣。(《医学衷中参西录·治痰饮方·期颐饼》)

八、大半夏汤

[组成] 半夏洗完用,二升 人参三两 白蜜一升

[**主治**]　胃反呕吐者，大半夏汤主之。《千金》云：治胃反不受食，食入即吐。《外台》云：治呕，心下痞硬者。

[**医案**]

呕吐

东洋野津猛男曰：英国军医官阿来甫屡屡吐，绝食者久矣。其弟与美医宁马氏协力治疗之，呕吐卒不止，乞诊于余，当时已认患者为不起之人，但求余一决其死生而已。宁马氏等遂将患者之证状及治疗之经过，一一告余。余遂向两氏曰：余有一策，试姑行之。遂辞归检查汉法医书，制小半夏加茯苓汤，贮瓶令其服用，一二服后奇效忽显，数日竟回复原有之康健。至今半夏浸剂，遂为一种之镇呕剂，先行于医科大学，次及于各病院与医家。（《医学衷中参西录·半夏解》）

按：此证若用大半夏汤加赭石尤效，因吐久则伤津伤气，方中人参能生津补气，加赭石以助之，力又专于下行也。若有热者，可再加天冬佐之，若无自制半夏，可用药房清半夏两许，淘净矾味入煎。（《医学衷中参西录·半夏解》）

第十二章 四逆汤类方

一、四 逆 汤

[组成] 甘草炙,二两　干姜两半　附子生用、去皮、破八片,一枚

[用法] 上三味,以水三升,煮取一升二合,去滓,分温再服,强人可大附子一枚、干姜三两。(《医学衷中参西录·阳明病四逆汤证》)

[主治] 《伤寒论》原文:脉浮而迟,表热里寒,下利清谷者,四逆汤主之。(《医学衷中参西录·阳明病四逆汤证》)

[鉴别] 乌头、天雄、附子、侧子,原系一物,种附子于地,其当年旁生者为附子,附子外复旁生小瓣为侧子,其原种之附子本身变化为乌头,若附子经种后,其旁不长附子,惟本身长大即为天雄。天雄之热力最大,此如蒜中之独头蒜,实较他蒜倍辣也。天雄之色较他附子独黑,为其色黑其力能下达,佐以芍药,能收敛浮越之阳下归其宅;为其独头无瓣,故所切之片为圆片,其热力约大于寻常附子三分之一。方上开乌附子,药房给此,开天雄药房亦应给此。若此药以外,复有所谓天雄者,乃假天雄也。

[方论] 外感之著人,恒视人体之禀赋为转移,有如时气之流行,受病者或同室同时,而其病之偏凉偏热,或迥有不同。盖人之脏腑素有积热者,外感触动之则其热益甚;其素有积寒者,外感

触动之则其寒亦益甚也。明乎此则可与论四逆汤矣。

干姜为温暖脾胃之主药,伍以甘草,能化其猛烈之性使之和平,更能留其温暖之力使之常久也。然脾胃之温暖,恒赖相火之壮旺,附子色黑入肾,其非常之热力,实能补助肾中之相火,以厚脾胃温暖之本源也。方名四逆者,诚以脾主四肢,脾胃虚寒者。

四肢常觉逆冷,服此药后,而四肢之厥逆可回也。(《医学衷中参西录·阳明病四逆汤证》)

陈修园曰:附子主寒湿,诸家俱能解到,而仲景用之,则化而不可知之谓神。且夫人之所以生者阳也,亡阳则死。亡字分二音,一无方切,音忘,逃也,即《春秋传》"出亡"之义;一微夫切,音无,无也,《论语》"亡而为有"。《孟子》"问有余,曰亡矣"之义也。误药大汗不止为亡阳,如唐之幸蜀,仲景用四逆汤、真武汤等法以迎之;吐利厥冷为亡阳,如周之守府,仲景用通脉四逆汤、姜附汤以救之。且太阳之标阳外呈而发热,附子能使之交于少阴而热已,少阴之神机病,附子能使自下而上而脉生,周身通达而厥愈。合苦甘之芍、草而补虚,合苦淡之苓、芍而温固,玄妙不能尽述。

按:其立法与《本经》之说不同,岂仲景之创见欤?然《本经》谓气味辛温有大毒七字,仲景即于此悟出附子大功用。温得东方风木之气,而温之至则为热,《内经》所谓"少阴之上君火主之",是也;辛为西方燥金之味,而辛之至则反润,《内经》所谓"辛以润之"是也。凡物性之偏处则毒,偏而至于无可加处则大毒,因大毒二字,知附子之温为至极,辛为至极也。仲景用附子之温有二法,杂于苓、芍、甘草中,杂于地黄、泽泻中,如冬日可爱,补虚法也,佐以姜、桂之热,佐以麻、辛之雄,如夏日可畏,救阳法也。用附子之辛又有三法:桂枝附子汤、桂枝附子去桂加白术汤、甘草附子汤,辛燥以祛除风湿也;附子汤、芍药甘草附子汤,辛润以温补水脏也;若白通

汤、通脉四逆汤、加人尿猪胆汁汤,则取西方秋收之气,得复元阳而有大封大固之妙矣。(《医学衷中参西录·附子乌头天雄解》)

[禁忌] 方中附子注明生用,非剖取即用也。

按:附子之毒甚大,种附子者,将附子剖出,先以盐水浸透,至药房中又几经炮制,然后能用,是知方中所谓附子生用者,特未用火炮熟耳。(《医学衷中参西录·阳明病四逆汤证》)

[医案]

厥证

张令韶曰:余治一妇人,伤寒九日,发狂,面白,谵语不识人,循衣摸床,口目眴动,肌肉抽搐,遍身手足尽冷,六脉皆无。诸医皆辞不治。余因审视良久,闻其声,重而且长,句句有力。乃曰:此阳明内实,热郁于内,故令脉道不通,非脱也。若脉真将无,则气息奄奄,危在顷刻,安得有如许气力,大呼疾声,久而不绝乎!遂用大承气汤,启齿灌下。夜间,解黑粪满床,脉出,身热,神清,舌燥而黑。更服小陷胸汤,二剂而愈。因思此证大类四逆,若误投之立死。及死之后,必以为原系死证,服之不效数也,不知病人怀恨九原矣。按:此证易辨其决非四逆汤证,征以前案喻氏之论,自能了然。(《医学衷中参西录·治伤寒温病同用方·仙露汤》)

二、通脉四逆汤

[组成] 甘草炙,二两　附子大者、生用、去皮、破八片,一枚　干姜三两强人可四两

[用法] 上三味,以水三升,煮取一升二合,去滓,分温再服。(《医学衷中参西录·少阴病通脉四逆汤证》)

[加减] 面赤色者,加葱九茎。腹中痛者,去葱加芍药二两。

呕者,加生姜二两。咽痛者,去芍药加桔梗一两。利止脉不出者,去桔梗加人参二两。病皆与方相应者,乃服之。

[**主治**] 《伤寒论》原文:少阴病,下利清谷,里寒外热,手足厥逆,脉微欲绝,身反不恶寒,其人面赤色,腹痛,或干呕,或咽痛,或利止脉不出者,通脉四逆汤主之。(《医学衷中参西录·少阴病通脉四逆汤证》)

[**鉴别**]

四逆汤

按:太阳篇四逆汤中干姜两半,以治汗多亡阳之证。至通脉四逆汤药味同前,惟将干姜加倍。盖因寒盛脉闭,欲藉辛热之力开凝寒以通脉也。面赤者加葱九茎权用粗葱白切上九寸即可,盖面赤乃阴寒在下,逼阳上浮,即所谓戴阳证也。加葱以通其上下之气,且多用同于老阳之数,则阳可下归其宅矣。而愚遇此等证,又恒加芍药数钱。盖芍药与附子并用,最善收敛浮越之元阳下降也。(《医学衷中参西录·少阴病通脉四逆汤证》)

[**方论**] 其言曰:蓄热内甚,脉须疾数,以其热蓄极甚而脉道不利,反致脉沉细而欲绝。俗未明造化之理,反谓传为寒极阴毒者,或始得之阳热暴甚,而便有此证候者,或两感热甚者,通宜解毒。如大承气汤下之后,热稍退而未愈者,黄连解毒汤调之。或微热未除者,凉解散调之。

按:此论发挥阳极似阴之理甚妙。诚以河间生平治病主火,故能体会至此。至其所论用药,则不必拘。

阴极似阳,阳极似阴之外,又有所谓戴阳证者。其人面赤烦躁,气息甚粗,脉象虽大,按之无力,又多寸盛尺虚。乃下焦虚寒,孤阳上越之危候,颇类阴极似阳,而与阴极似阳微有不同。盖阴极似阳,乃内外异致;戴阳证,乃上下异致也。愚曾治有戴阳证验案,仙露汤方后,论药宜分数次服者,不可顿服。曾引其案,以为炯戒,兹不再赘。而前人善治此证者,喻嘉言独推陶节庵立法甚妙。用人参、附子等药,收拾阳气归于下元,而加葱白透表,以散外邪。如法用之,无不愈者。然其法实本仲景,特仲景未明言治戴阳证,而节庵则明言治戴阳证耳。嘉言何不祖述仲景,而但知推重节庵也!按:《伤寒论》原有治戴阳证之方,通脉四逆汤是也。其方载少阴篇:主少阴病,下利清谷,里寒外热,手足厥热,脉微欲绝,身反不恶寒,其人面赤色,或腹痛,或干呕,或咽痛,或利止脉不出者。方用炙甘草二两,生附子大者一枚,去皮破八片,干姜三两,强人可四两。上三味,以水三升煮取一升二合,分两次服。面赤者,加葱九茎。腹中痛者,去葱加芍药二两。呕者,加生姜三两。咽痛者,去芍药加桔梗一两。利止脉不出者,去桔梗加人参三两。

按:面赤即戴阳证,于通脉四逆汤中加葱九茎,即治戴阳证之专方也。盖上窜之元阳,原以下焦为宅窟。故用干姜、附子之大辛大温,直达下焦,据其故垒,张赤帜而招之。然恐元阳当涣散之际,不堪姜、附之健悍,故又重用甘草之温和甘缓者,以安养元气,燮理阴阳。且俾姜、附得甘草之甘而热力愈长;得甘草之缓而猛力悉化。洵乎节制之师,扫荡余寇,即以招集流亡,则元阳自乐还其宅也。特是元阳欲还道途不无间隔,故又用葱白之温通,且取老阳之数,多至九茎,以导引介绍之。则上至九天,下至九渊,一气贯通,毫无隔碍,而元阳之归还自速也。至利止而脉不出者,其下焦之元气必虚,故又加人参二两以助元气。后日陶氏之方,不过于此汤中并加葱白、人参,何尝出仲景之范围哉。

按:治戴阳证,用通脉四逆汤必须加葱,亦宜并加人参。而葱九茎,可变为葱白九寸。又按:腹痛者加芍药,若以治温病中之戴

阳证,虽不腹痛,亦宜加芍药。(《医学衷中参西录·治伤寒温病同用方·仙露汤》)

至外感之证,亦有火不归原者,伤寒、温病中之戴阳证是也。其证之现状,面赤,气粗,烦躁不安,脉象虽大,按之无力,又多寸盛尺虚。此乃下焦虚寒孤阳上越之危候,颇类寒温中阴极似阳证。然阴极似阳,乃内外异致;戴阳证乃上下异致也。宜用《伤寒论》通脉四逆汤,加葱、加人参治之原方原谓面赤者加葱,面赤即戴阳证。(《医学衷中参西录·论火不归原治法》)

特是戴阳之证不一,使果若少阴脉之沉细,或其脉非沉细而按之指下豁然毫无根柢,且至数不数者,方可用通脉四逆汤方。若脉沉细而数或浮大而数者,其方即断不可用。

谨案:有以胡椒非开结之品,何以用之而效为问者,曰:此取其至辛之味以救一时之急,且辛热之品能开寒结,仲景通脉四逆汤所以加重干姜也。

又有以腹满用厚朴,胸满用枳实,此两证均系结胸,何以不用枳实而用厚朴为问者,曰:枳实性凉,与寒实结胸不宜;厚朴性温,且能通阳故用也。受业张塾谨注(《医学衷中参西录·太阳病小陷胸汤证》)

《金鉴》注曰:论中扶阳抑阴之剂,中寒阳微,不能外达,主以四逆;中外俱寒,阳气虚甚,主以附子;阴盛于下,格阳于上,主以白通;阴盛于内,格阳于外,主以通脉。是可知四逆运行阳气者也,附子温补阳气者也,白通宣通上下之阳者也,通脉通达内外之阳者也。今脉微欲绝,里寒外热,是肾中阴盛格阳于外故主之也。倍干姜加甘草佐附子易名通脉四逆汤者,以其能大壮元阳,主持中外,共招外热,返之于内。盖此时生气已离,亡在俄顷,若仍以柔缓之甘草为君,何能疾招外阳,故易以干姜,然必加甘草、干姜等分者,恐涣漫之余,姜附之猛不能安养元气,所谓有制之师也。若面赤加葱以通格上之阳,腹痛加芍药以和在里之阴,呕逆加生姜以宣胃,咽痛加桔梗以利经,利不止脉不出气少者,加参以生元气而复脉也。

按:通脉四逆汤,方中甘草亦有作三两者,故鉴注云云。(《医学衷中参西录·少阴病通脉四逆汤证》)

[医案]

神昏

曾治一少年,素伤于烟色。夏月感冒时气,心中发热,因多食西瓜,遂下利清谷,上焦烦躁异常。急迎愚诊视,及至已昏不知人。其脉上盛下虚,摇摇无根,数至六至。为疏方用附子钱半,干姜二钱,炙甘草三钱,人参四钱,葱白五寸,生芍药五钱,又加龙骨、牡蛎皆不用煅、玄参各四钱。煎汤一大盅,顿饮之。须臾苏醒,下利与烦躁皆愈。时有医者二人在座,皆先愚至而未敢出方,见愚治愈,问先生何处得此良方。答曰:此仲景方,愚不过加药三味耳,诸君岂未之见耶。遂为发明通脉四逆汤之精义,并谓其善治戴阳证。二医者皆欣然,以为闻所未闻云。(《医学衷中参西录·治伤寒温病同用方·仙露汤》)

三、白通汤

[组成] 葱白四茎　干姜一两　附子生用、去皮、破八片,一枚

[用法] 上三味,以水三升,煮取一升,去滓,分温再服。

[加减] 《伤寒论》原文:少阴病,下利,脉微者,与白通汤。利不止,厥逆无脉,干呕,烦者,白通加猪胆汁汤主之。服汤,脉暴出者死,微续者生。

[**主治**]　少阴病，下利，白通汤主之。

[**鉴别**]

白通加猪胆汁汤

葱白四茎，干姜一两，附子一枚生用、去皮、破八片，人尿五合，猪胆汁一合。

以上三味，以水三升，煮取一升，去滓，纳胆汁、人尿，和令相得，分温再服。若无胆汁，亦可用。

张令韶曰：脉始于足少阴肾，主于手少阴心，生于足阳明胃。少阴下利脉微者，肾中之生阳不升也，与白通汤以启下陷之阳，若利不止、厥逆无脉、干呕烦者，心无所主、胃无所生、肾无所始也。白通汤三面俱到，加猪胆汁、人尿，调和后入，生气俱在，为效倍速，苦咸合为一家，入咽之顷，苦先入心，即随咸味而直交于肾，肾得心君之助，则生阳之气升。又有附子在下以启之，干姜从中以接之，葱白在上以通之，利止厥回，不烦不呕，脉可微续，危证必仗此大力也。若服此汤后，脉不微续而暴出，灯光回焰，药亦无如之何矣。

按：此节较前节所言之病为又重矣。而于白通汤中加人尿、猪胆汁，即可挽回者，此中原有精微之理在也。人尿原含有脏腑自然之生气。（《医学衷中参西录·少阴病白通汤证及白通加猪胆汁汤证》）

[**方论**]　《伤寒论》原文：少阴病，下利，若利自止，恶寒而蜷卧，手足温者，可治。

唐容川曰：少阴肾中之阳下根于足，上达于手，而充塞于膏膜之中。膏即脾所司也，脾膏阳足则薰吸水谷，不致水谷从肠中直泻而出。若肾阳不充于脾，而脾土所司之膏油失职，水谷不分，气陷而崩注是为下利，其肠中水谷泄尽，利止后恶寒蜷卧。若生阳已竭者,则手足厥冷而死,设手足温者,是肾中生阳尚在,故为可治,白通汤等方是矣。

张拱端曰:以上三节,俱少阴阴寒之病,前两节手足温,第三节自烦欲去衣被,均为阳回之候,均为自愈可治之证。可见治少阴伤寒以阳为主,不特阴证见阳脉者生,即阴病见阳证亦为易愈。论中恶寒而踡之踡字,足供阴寒在内之考察,何也?大凡阴寒之病,俱有屈曲身体之形,其屈曲之理,实关系于督、任二脉。盖以督统诸阳行于背脊,任统诸阴行于胸腹,阴寒在内屈曲身体者,伸背之阳以抑阴也,阳热在内直腰张胸者,伸腹之阴以济阳也。如天气热人必张胸,天气寒人必拘急,观其伸阳以自救,则踡之属于阴寒其理可得矣。故阳盛则作痉,阴盛则踡卧,理所必然也。至于自烦欲去衣被,是阴得阳化故为可治。(《医学衷中参西录·少阴病提纲及意义》)

[医案]

1. 厥证

有状类急惊,而病因实近于慢惊者。一童子,年十一二,咽喉溃烂。医者用吹喉药吹之,数日就愈。忽然身挺,四肢搐搦,不省人事,移时始醒,一日数次。诊其脉甚迟濡。询其心中,虽不觉凉,实畏食凉物。其呼吸似觉短气。时当仲夏,以童子而畏食凉,且征以脉象病情,其为寒痰凝结,瘀塞经络无疑。投以《伤寒论》白通汤(附子、干姜、葱白。编者注),一剂痊愈。(《医学衷中参西录·治小儿风证方·镇风汤》)

2. 神昏

愚友毛仙阁之侄病霍乱,六脉皆闭,两目已瞑,气息已无,舁诸床上,仙阁以手掩其口鼻觉仿佛仍有呼吸,灌水少许,似犹知下咽。乃急用现接之童便,和朱砂细末数分灌之,须臾顿醒,则人尿之功效可知矣。至于猪胆汁,以人之生理推之,原少阳相火之所寄生,故其味甚苦,此与命门相火原有先后天之分,当此元阳衰微、命门相火将绝之时,而以后天助其先天,西人所谓脏器疗法也。且人尿与猪胆汁之性皆凉,加于热药之中以为引导,则寒凉凝聚之处自无格拒,此又从治之法也。

其脉暴出者,提纲中以为不治,以其将脱之脉象已现也。而愚临证数十年,于屡次实验中,得一救脱之圣药,其功效远过于参芪,而自古至今未有发明,其善治脱者其药非也,即山萸肉一味大剂煎服也。盖无论上脱、下脱、阴脱、阳脱、奄奄一息,危在目前者,急用生净萸肉药局中恒有将酒浸萸肉蒸熟者,用之无效三两,急火煎浓汁一大碗,连连温饮之,其脱即止,脱回之后,再用萸肉二两,生怀山药一两,真野台参五钱煎汤一大碗,复徐徐温饮之,暴脱之证约皆可救愈。想此节所谓脉暴出者用之亦可愈也。夫以愚之管窥蠡测,较之仲师何异萤火之比皓月! 然吾人生古人之后,贵发古人所未发,不可以古人之才智囿我,实贵以古人之才智启我,然后能于医学有进步也。(《医学衷中参西录·少阴病白通汤证及白通加猪胆汁汤证》)

四、白通加猪胆汁汤

[组成]　葱白四茎　干姜一两　附子生用、去皮、破八片,一枚　人尿五合　猪胆汁一合

[用法]　以上三味,以水三升,煮取一升,去滓,纳胆汁、人尿,和令相得,分温再服,若无胆汁,亦可用。

[主治]　《伤寒论》原文:少阴病,下利,脉微者,与白通汤。利不止,厥逆无脉,干呕烦者,白通加猪胆汁汤主之。

[方论] 下利固系少阴有寒,然实与脾胃及心脏有关,故方中用附子以暖肾,用干姜以暖脾胃,用葱白以通心肾之气,即引心君之火下济天道下济而光明,以消肾中之寒也。

五、干姜附子汤

[组成] 干姜一两　附子生用、去皮、破八片,一枚

[主治] 下之后,复发汗,昼日烦躁不得眠,夜而安静,不呕,不渴,无表证,脉沉微,身无大热者,干姜附子汤主之。

[方论] 太阴自少阳传来原无寒证,乃有其脏本素有寒积,经外感传入而触发之,致太阴外感之证不显,而惟显其内蓄之寒凉以为病者,是则不当治外感,惟宜治内伤矣。

陈修园曰:自利者,不因下而利也。凡利则津液下注,多见口渴,惟太阴湿土之为病不渴,至于下利者当温之,而浑言四逆辈,所包括之方原甚广。

王和安谓:温其中兼温其下宜四逆,但温其中宜理中、吴茱萸,寒结宜大建中汤。湿宜真武汤,渴者宜五苓散,不渴而滑宜赤石脂禹余粮汤。而愚则谓甘草干姜汤、干姜附子汤、茯苓四逆汤诸方,皆可因证选用也。(《医学衷中参西录·太阴病宜四逆辈诸寒证》)

六、茯苓四逆汤

[组成] 茯苓四两　人参一两　附子生用、去皮、破八片,一枚　甘草炙,二两　干姜一两半

[主治]《伤寒论》原文:自利不渴者,属太阴,以其脏有寒故

也。当温之,宜四逆辈。

[**方论**]　王和安谓:温其中兼温其下宜四逆,但温其中宜理中、吴茱萸,寒结宜大建中汤。湿宜真武汤,渴者宜五苓散,不渴而滑宜赤石脂禹余粮汤。而愚则谓甘草干姜汤、干姜附子汤、茯苓四逆汤诸方,皆可因证选用也。(《医学衷中参西录·太阴病宜四逆辈诸寒证》)

七、真　武　汤

[**组成**]　茯苓、芍药、生姜各三两,切　白术二两　附子炮、去皮、破八片,一枚

[**用法**]　上五味,以水八升,煮取三升,去滓,温服七合,日三服。(《医学衷中参西录·少阴病真武汤证》)

[**主治**]　《伤寒论》原文:少阴病,二三日不已,至四五日,腹痛,小便不利,四肢沉重疼痛,自下利者,此为有水气,其人或咳,或小便利,或下利,或呕者,真武汤主之。

若咳者,加五味子半升,细辛、干姜各一两;若小便利者,去茯苓;若下利者,去芍药加干姜二两;若呕者,去附子加生姜足前成半斤。(《医学衷中参西录·少阴病真武汤证》)

[**鉴别**]

1. 五苓散

陈古愚曰:此汤与五苓之用有天渊之别,五苓治太阳之水,太阳司寒水,故加桂以温之,是暖肾以行水也。此汤治阳明少阴结热,二经两关津液,惟取滋阴以行水。盖伤寒表证最忌亡阳,而里热又患亡阴,亡阴者亡肾中之阴与胃之津液也。若过于渗利则津液反致耗竭,方中泽泻即从利水中育阴,是滋养无形以行有形也。

故仲景云汗多胃燥,虽渴而里无热者,不可与也。

2. 大青龙汤、小青龙汤、桂枝白虎汤、五苓散

《金鉴》注曰:太阳烦热无汗,小便利者,大青龙汤证也。小便不利者,小青龙去半夏加花粉、茯苓证。烦热有汗而渴,小便利者,桂枝合白虎汤证。小便不利者,五苓散证。阳明病烦热无汗而渴,小便利者,宜葛根汤加石膏主之。小便不利者,以五苓散加石膏、寒水石、滑石主之。阳明病烦热有汗而渴,小便利者,宜白虎汤;小便不利者,以猪苓等汤。少阳病寒热无汗而渴,小便利者,以柴胡汤去半夏加花粉。小便不利者,当以小柴胡加茯苓。太阴无渴证,少阴阳邪烦呕,小便赤而渴者,以猪苓汤。少阴阴邪下利,小便白而渴者,以真武汤。厥阴阳邪消渴者,白虎加人参汤。厥阴阴邪转属阳明,渴欲饮水者,少少与之则愈。证既不同,法亦各异,当详审而明辨之。(《医学衷中参西录·阳明病猪苓汤证》)

[**方论**] 罗东逸曰:真武者,北方司水之神也,以之名汤者,藉以镇水之义也。夫人一身制水者脾,主水者肾也,肾为胃关,聚水而从其类,倘肾中无阳,则脾之枢机虽运,而肾之关门不开,水即欲行以无主制,故泛溢妄行而有是证也。用附子之辛温,壮肾之元阳则水有所主矣。白术之温燥,建立中土,则水有所制矣。生姜之辛散,佐附子以补阳,于补水中寓散水之意。茯苓之渗淡,佐白术以建土,于制水中寓利水之道焉。而尤重在芍药之苦降,其旨甚微。盖人身阳根于阴,若徒以辛热补阳,不少佐以苦降之品,恐真阳飞越矣。芍药为春花之殿,交夏而枯,用之以极亟收散漫之阳气而归根。下利减芍药者,以其苦降涌泻也。加干姜者,以其温中胜寒也。水寒伤肺则咳,加细辛、干姜者,胜水寒也。加五味子者,收肺气也。小便利者,去茯苓,恐其过利伤肾也。呕

者,去附子倍生姜,以其病非下焦,水停于胃,所以不须温肾以行水,只当温胃以散水,且生姜功能止呕也。(《医学衷中参西录·少阴病真武汤证》)

《伤寒论》真武汤乃仲景救误治之方。其人本少阴烦躁,医者误认为太阳烦躁而投以大青龙汤,清之、散之太过,遂至其人真阳欲脱,而急用真武汤以收回其欲脱之元阳,此真武汤之正用也。观《神州医药学报》所述之案,原系外感在半表半里,中无大热,故寒热往来,脉象濡缓,而投以湿温之剂,若清之、散之太过,证可变为里寒外热即真寒假热,其元阳不固较少阴之烦躁益甚,是以其热虽日夜无休止,口唇焦而舌苔黄腻,其脉反细数微浮而濡也。若疑脉数为有热,而数脉与细、浮、濡三脉并见,实为元阳摇摇欲脱之候,犹火之垂垂欲灭也。急用真武汤以迎回元阳,俾复本位,则内不凉而外不热矣。是投以真武汤原是正治之法,故能立建奇功,此中原无疑义也。特其语气激昂,务令笔锋摇曳生姿,于病情之变更,用药之精义皆未发明,是以阅者未能了然也。(《医学衷中参西录·答王景文问〈神州医药学报〉何以用真武汤治其热日夜无休止立效》)

八、附 子 汤

[组成]　附子炮、去皮、破八片,二枚　茯苓二两　人参二两　白术四两　芍药三两

[用法]　上五味,以水八升,煮取三升,去滓,温服一升,日三服。(《医学衷中参西录·少阴病当灸及附子汤证》)

[主治]　《伤寒论》原文:少阴病得之一二日,口中和,其背恶寒者,当灸之,附子汤主之。

陈修园曰:此宜灸膈关二穴以救太阳之寒,再灸关元一穴以助元阳之气。(《医学衷中参西录·少阴病当灸及附子汤证》)

又原文:少阴病,身体痛,手足寒,骨节痛,脉沉者,附子汤主之。(《医学衷中参西录·少阴病当灸及附子汤证》)

[**方论**] 王和安曰:肾阳以先天元阳藏于丹田,吸引卫阳内返者为体,以后天水谷津液于水腑,被心火下交蒸发外出者为用。兹言口中和而不燥渴,则心阳已衰于上,背恶寒则太阳气循脊入命门下丹田者亦衰。治宜引天阳由背脊入命门下丹田,温肾破寒以为之根。故膈关二穴,在脊七椎下各旁开三寸,为足太阳气脉所发,灸七壮,由太阳外部引天阳循脊下胞室矣。关元一穴,在脐下三寸,足三阴任脉之会,可灸百壮,从任脉引心阳以下胞室也。

王氏于此节疏解甚精细,而犹未指出下焦之元阳存于何处。盖人身有两气海,《内经》谓膈上为气海,此后天之气海,所藏者宗气也即胸中大气。哲学家以脐下为气海,此先天之气海,所藏者祖气,即元气也。人身之元阳,以元气为体质,元气即以元阳为主宰,诚以其能斡旋全身则为元气,能温暖全身则为元阳,此元阳本于先天,原为先天之君火,以命门之相火为之辅佐者也此与以心火为君火,以肝中所寄之少阳相火为相火者,有先天后天之分。至下焦气海之形质,原为脂膜及胰子团结而中空,《医林改错》所谓,形如倒提鸡冠花者是也。人生结胎之始先生此物,由此而下生督脉,上生任脉,以生全身,故其处最为重要之处,实人生性命之根也。有谓人之元气、元阳藏贮于胞室者,不知胞室若在女子,其中生疮溃烂,原可割而去之,若果为藏元气、元阳之处,岂敢为之割去乎?

陈古愚曰:论云少阴病得之一二日,口中和,其背恶寒者当灸之,宜此汤,此治太阳之阳虚,不能与少阴之君火相合也。又云少阴病,身体疼,手足寒,骨节痛,脉沉者,宜此汤,此治少阴君火内虚神机不转也。方中君以生附子二枚,益下焦水中之生阳以达于上焦之君火也。臣以白术者,以心肾藉中土之气而交合也。佐以人参者,取其甘润以济生附子之大辛。又佐以芍药者,取其苦降以泄生附子之大毒也。然参、芍皆阴分之药,虽能化生附子之暴,又恐其掣生附子之肘,当此阳气欲脱之顷,杂一点阴柔之品,便足害事,故又佐以茯苓之淡渗,使参、芍成功之后,从小便而退于无用之地,不遗余阴之气以妨阳药也。师用此方,一以治阳虚,一以治阴虚,时医开口辄言此四字,其亦知阳指太阳,阴指少阴,一方统治之理乎。

张拱端曰:此方中最妙是人参一味,生于阴林湿地,味甘苦而质润,本于阴也。而发出之苗叶三丫五加,悉为阳数,可知此物从阴出阳,宛如肾水中生阳,用于附子汤中,一则济附子之热,一则助附子以生阳,圣方奇妙,不可思议也。前辈将人参或只解为化附子之大辛,或解为补中土,此皆未知仲师用药之妙义也。

按:古之人参,即今之党参,其性原温,而《本经》谓其微寒者,因神农尝百草时原采取其鲜者尝之,含有自然之鲜浆汁,是以其性微寒,至蒸熟晒干则变为温矣。此犹如鲜地黄、熟地黄之性各殊也。即古时用人参,亦恒多剖取鲜者用之,是以古方中之用人参,亦多取其微寒之性,与他药配合,而后世之笃信《本经》者,犹以人参为微寒,岂未尝单用人参以试其性之寒热乎?夫人参原为救颠扶危挽回人命之大药,医界同人尚其于人参之性细研究之。

(《医学衷中参西录·少阴病当灸及附子汤证》)

九、当归四逆汤

[组成] 当归三两 桂枝去皮,三两 芍药三两 细辛三两 大

枣擘,二十五枚　甘草炙,二两　通草二两

[用法]　上七味,以水八升,煮取三升,去滓,温服一升,日三服。(《医学衷中参西录·厥阴病当归四逆汤及加吴茱萸生姜汤证》)

[主治]　《伤寒论》原文:手足厥寒,脉细欲绝者,当归四逆汤主之。

[加减]　若其人内有久寒者,宜当归四逆加吴茱萸生姜汤。

即前方加吴茱萸二升,生姜半斤切,以水六升、清酒六升,和煮取五升,去滓,分温五服。(《医学衷中参西录·厥阴病当归四逆汤及加吴茱萸生姜汤证》)

[方论]　沈尧封曰:叔和释脉法,细极谓之微,即此之脉细欲绝,即与脉微相浑。不知微者,薄也,属阳气虚,细者小也,属阴血虚,薄者未必小,小者未必薄也。盖荣行脉中,阴血虚则实其中者少,脉故小;卫行脉外,阳气虚则约乎外者怯,脉故薄。况前人用微字,多取薄字意,试问:微云淡河汉,薄乎?细乎?故少阴论中脉微欲绝,用通脉四逆主治回阳之剂也。此之脉细欲绝,用当归四逆主治补血之剂也。两脉阴阳各异,岂堪混释!

王和安曰:厥阴经气来自足少阴经,宣于手太阴经,成循环不息之常度。若以血寒自郁于脏,脉象应有弦凝之征。今脉细欲绝,可知少阴经气来源先虚,及复本经受脏寒之感,则虚寒转甚,细而欲绝也。治以当归四逆汤,意在温肝通郁,而必以桂枝、白芍疏浚经气之源,细辛、通草畅达经气之流,内有凝寒,重加吴萸、生姜,温经通气,仍加入原方以全其用,解此则治经气之定义可三反矣。(《医学衷中参西录·厥阴病当归四逆汤及加吴茱萸生姜汤证》)

第十三章 综合类方

一、白头翁汤

[**组成**]　白头翁二两　黄连、黄柏、秦皮各三两

[**用法**]　上四味,以水七升,煮取二升,去滓,温服一升,不愈,更服一升。(《医学衷中参西录·厥阴病当归四逆汤及加吴茱萸生姜汤证》)

[**主治**]　《伤寒论》原文:热利下重者,白头翁汤主之。

《伤寒论》治厥阴热痢下重者,有白头翁汤。其方,以白头翁为主,而以秦皮、黄连、黄柏佐之。

[**鉴别**]

通变白头翁汤

治热痢下重腹疼,及患痢之人,从前曾有阿片之嗜好者。

生山药一两、白头翁四钱、秦皮三钱、生地榆三钱、生杭芍四钱、甘草二钱、旱三七轧细三钱、鸦胆子去皮拣成实者六十粒。

上药共八味,先将三七、鸦胆子,用白蔗糖水送服一半,再将余煎汤服。其相去之时间,宜至点半钟。所余一半,至煎汤药渣时,仍如此服法。

陈古愚解曰:厥阴标阴病则为寒下,厥阴中见中见少阳病,则为下利下重者,经所谓“暴注”是也。白头翁临风偏静,特立不挠,

用以为君者,欲平走窍之火,必先定动摇之风也。秦皮浸水青蓝色,得厥阴风木之化,而性凉能泻肝家之热,故用以为臣。以黄连、黄柏为使者,其性寒能除热,其味苦又能坚肠也。总使风木遂其上行之性,则热痢下重自除。风火不相偏而燎原,则热渴饮水自止也。

唐容川解曰:白头翁一茎直上,四面细叶,茎高尺许,通体白芒,其叶上下亦皆白芒,花微香,味微苦,乃草中秉金性者。能无风动摇,以其得木气之和也;有风不动,以其秉金性之刚也。故用以平木熄风。又其一茎直上,故治下重,使风上达,而不迫注也。

愚用此方,而又为之通变者,因其方中尽却病之药,而无扶正之药,于证之兼虚者不宜。且连、柏并用,恐其苦寒之性妨碍脾胃,过侵下焦也。矧伤寒白头翁汤,原治时气中初得之痢,如此通变之,至痢久而肠中腐烂者,服之亦可旋愈也。

唐氏论白头翁详矣,而犹有利义,拙拟理血汤在第三卷下,于白头翁另有发明,可与唐氏之论参观。再者白头翁入药,宜用其根,且宜用其全根,至根上端之白茸,则用不用皆可也。乃关外东三省药房中所资之白头翁,但根端白茸下带根之上端少许,亦有不带根者。问其根作何用,乃谓其根系漏芦,卖时作漏芦,不作白头翁也。愚闻之不禁哑然失笑。夫漏芦与白头翁迥异,而竟以白头翁充之耶。于是在东三省诊病,欲用白头翁处方时,即开漏芦。然医药所关非轻,愚愿东三省之业医者咸知之,欲用白头翁时,勿为药房所误。(《医学衷中参西录·治痢方·通变白头翁汤》)

[**方论**] 或问:白头翁既兼有收涩固脱之力,《金匮》白头翁汤何以治热痢下重?答曰:白头翁头顶白毛,形如其名,必具有金气。热痢下重,系肝火下迫大肠,借金气以制肝木之盛,则肝火自消,下重自除矣。唐容川谓白头翁通身皆有白毛,似与白头翁命

名之义不符,且与坊间鬻者亦异。然或别有此种,想其所具之金气愈全也。(《医学衷中参西录·治淋浊方》)

仲景治痢,主白头翁汤,夫白头翁一茎直上,中空有瓤,能通达木气,而遍体有毛,无风动摇,有风不动,其色纯白此形象与坊间鬻者不同,兼察金气,总为金木交合之物。予从白头翁悟出清肝木达风气之法。又从下利肺痛《金匮》之文一"肺"字,悟出肝之对面即是肺金,清金以和大肠,又为屡效之法矣。

赤痢初期,肠中毒热肿疼,决不可用收敛之剂。至第二期,肠中腐烂有若溃疡,可用硝苍鸦片之剂。盖在初期,当务去肠内之刺激,流通粪便,以防病势之上进,为赤痢疗治第一义。故病有上进之象,当相机而投以下剂。但下剂易增进患者之衰弱,不可不谨慎用之。至灌肠及注肠,不惟足以疏通肠内之停滞,且有缓解里急后重之效,是以用之最宜。但于炎证期,则当但行食盐水之灌肠。于溃疡期,则可用硝酸银、单宁酸等收敛,兼以消除毒菌。(《医学衷中参西录·治痢方·通变白虎加人参汤》)

按:白头翁不但治因热之带证甚效也。邑治东二十里,有古城址墓,周十余里,愚偶登其上,见城背阴多长白头翁,而彼处居人未之识也,遂剖取其鲜根,以治血淋、溺血与大便下血之因热而得者甚效,诚良药也。是以仲景治厥阴热痢有白头翁汤也。愚感白头翁具此良材,而千百年埋没于此不见用,因作俚语以记之曰:白头翁住古城阴,埋没英才岁月深,偶遇知音来劝驾,出为斯世起疴沉。

带证,若服此汤未能除根者,可用此汤送服秘真丹在第二卷一钱。(《医学衷中参西录·治女科方·清带汤》)

以上所述诸方,大抵宜于温病初得者也。至温病传经已深,若清燥热之白虎汤、白虎加人参汤,通肠结之大、小承气汤,开胸结之大、小陷胸杨，治下利之白头翁汤、黄芩汤，治发黄之茵陈、栀子柏皮等汤，及一切凉润清火育阴安神之剂，皆可用于温病者，又无庸愚之赘语也。（《医学衷中参西录·温病之治法详于〈伤寒论〉解》）

又有下痢或赤，或白，或赤白参半，后重腹疼，表里俱觉发热，服凉药而热不退，痢亦不愈，其脉确有实热者。此等痢证原兼有外感之热，其热又实在阳明之腑，非少阴篇之桃花汤所能愈，亦非厥阴篇之白头翁汤所能愈也。惟治以拙拟通变白虎加人参汤则随手奏效。痢证身热不休，服清火药而热亦不休者，方书多诿为不治。然治果对证，其热焉有不休之理？此诚因外感之热邪随痢深陷，永无出路，以致痢为热邪所助，日甚一日，而永无愈期。治以此汤，以人参助石膏能使深陷之热邪徐徐上升外散，消解无余，加以芍药、甘草以理后重腹疼，生山药以滋阴固下，连服数剂，热退而痢亦遂愈。方中之药原以芍药代知母，生山药代粳米，与白虎加人参汤之原方犹相仿佛，故曰通变白虎加人参汤也。

按：此外感之热与痢相并，最为险证。尝见东人志贺洁著有《赤痢新论》，大为丁仲祐君所推许。然其中载有未治愈之案二则。一体温至三十八度七分，脉搏至百一十至，神识蒙昏，言语不清，舌肿大干燥，舌苔剥离，显然夹杂外感之实热可知，乃东人不知以清其外感实热为要务，而惟日注射以治痢之血清，竟至不救；其二发剧热，夜发躁狂之举动，后则时发谵语，体温达四十度二分，此又显然有外感之大热也。案中未载治法，想其治法，亦与前同，是以亦至不救。设此二证若治以拙拟之通变白虎加人参汤，若虑病重药轻，可将两剂并作一剂，煎汤四五茶杯，分多次徐徐温饮下，病愈不必尽剂，其热焉有不退之理。大热既退，痢自随愈，而东人见不及此者，因东人尽弃旧日之中学，而专尚西学也。盖中西医学原可相助为理，而不宜偏废,吾国果欲医学之振兴,固非沟通中西不可也。

上所论之痢证乃外感之热已入阳明之腑者也。然痢证初得,恒有因外感束缚而激动其内伤者,临证者宜细心体察。果其有外感束缚也,宜先用药解其外感,而后治痢;或加解表之药于治痢药中;或用治痢药煎汤送服西药阿司匹林瓦许亦可解表。设若忽不加察,则外感之邪随痢内陷,即成通变白虎加人参汤所主之险证,何如早治为愈也。

痢证虽为寒热凝滞而成,而论者多谓白痢偏寒,赤痢偏热。然此为痢证之常,而又不可概论也。今试举治愈之两案以明之。

(《医学衷中参西录·论痢证治法》)

《金鉴》注曰:三阴俱有下利证,自利不渴属太阴,自利渴属少阴。惟厥阴下利,属寒者厥而不渴,下利清谷;属热者消渴,下利后重,便利脓血。此热利下重,乃郁热奔逼广肠、魄门重滞难出。初痢用此法以寒治热,久痢则宜用乌梅丸,随所利而从治之,调其气使之平也。

按:白头翁一名独摇草,后世本草谓其无风自摇,有风反安然不动。愚初甚疑之,草木之中,何曾见有风不动,无风反自摇者乎?乃后登本色古城址墓,见其背阴多长白头翁,细察其状,乃恍悟其亦名独摇草之所以然也。盖此物茎粗如蓍,而高不盈尺,其茎四面生叶与艾叶相似,而其蒂则细而且软,微有风吹,他草未动而其叶已动,此其无风自摇也;若有大风,其茎因粗而且短,是以不动,而其叶因蒂细软顺风溜于一边,无自反之力,亦似不动,此所谓有风不动也。事非亲见,又安知本草之误哉。盖此物生冈阜之阴而性凉,原禀有阴性,而感初春少阳之气即突然发生,正与肝为厥阴而具有升发之气者同也。为其与肝为同气,故能升达肝气,清散肝火,不使肝气挟热下迫以成下重也。且其头生白茸,叶上亦微有白毛,原兼禀西方之金气,故又善镇肝而不使肝木过于横恣也。至于又加连、柏、秦皮为之佐使,陈氏论中已详言其义,无庸愚之赘语也。

又按:白头翁汤所主之热利下重,当自少阴传来,不然则为伏气化热窜入厥阴,其证虽热,而仍非外感大实之热,故白头翁汤可以胜任。乃有病在阳明之时,其病一半入腑,一半由经而传于少阳,即由少阳入厥阴而为腑脏之相传。则在厥阴者即可成厥阴热利之下重,而阳明腑中稽留之热,更与之相助而为虐,此非但用白头翁汤所能胜任矣。

愚遇此等证,恒将白头翁、秦皮加于白虎加人参汤中,则莫不随手奏效也。(《医学衷中参西录·厥阴病当归四逆汤及加吴茱萸生姜汤证》)

[医案]

痢疾

案1 曾治一中年妇人,于孟春感冒风寒,四五日间延为诊治。其左脉弦而有力,右脉洪而有力,舌苔白而微黄,心中热而且渴,下利脓血相杂,里急后重,一昼夜二十余次,即其左右之脉象论之,断为阳明厥阴合并病。有一医者在座,疑而问曰:凡病涉厥阴,手足多厥逆,此证则手足甚温何也?答曰:此其所以与阳明并病也,阳明主肌肉,阳明腑中有热,是以周身皆热,而四肢之厥逆,自不能于周身皆热时外现也。况厥阴之病,即非杂以阳明,亦未必四肢皆厥逆乎!医者深韪愚言,与病家皆求速为疏方,遂为立方如下。生石膏捣细三两、生杭芍八钱、生怀山药八钱、野台参四钱、白头翁八钱、秦皮六钱、天花粉八钱、甘草三钱。上药八味,共煎三盅,分三次温饮下。

方中之义是合白虎加人参汤与白头翁汤为一方,而又因证加他药也。白虎汤中无知母者,方中芍药可代知母也。盖芍药既能若知母之退热滋阴,而又善治下痢者之后重也。无粳米者,方中生山药可代粳米也,盖山药汁浆浓郁,既可代粳米和胃,而其温补之性,又能助人参固下也。至于白头翁汤中无黄连、黄柏者,因与白虎汤并用,有石膏之寒凉,可省去连、柏也。又外加天花粉者,因其病兼渴,天花粉偕同人参最善生津止渴。将此药三次服完,诸病皆减三分之二。再诊其脉仍有实热未清,遂于原方中加滑石五钱,利其小便,正所以止其大便,俾仍如从前煎服,于服汤药之外,又用鲜白茅根半斤煎汤当茶,病遂痊愈。(《医学衷中参西录·厥阴病白头翁汤证》)

案2 奉天李亚侨,年近四旬。因有事,连夜废寝。陡然腹疼,继而泄泻,兼下痢。其痢赤多于白,上焦有热,不能饮食。其脉弦而浮,按之不实。先投以三宝粥方(生山药一两、三七二钱、鸦胆子去皮五十粒。先用水四盅,调和山药末煮作粥。煮时,不住以箸搅之,一两沸即熟,约得粥一大碗。即用其粥送服三七末、鸦胆子。主治痢疾。编者注),腹疼与泻痢皆见轻,仍不能饮食。继用通变白头翁汤方(通变白头翁:生山药一两、白头翁四钱、秦皮三钱、生地榆三钱、生杭芍四钱、甘草二钱、三七三钱、鸦胆子六十粒。上药共八味,先将三七、鸦胆子,用白蔗糖水送服一半,再将余煎汤服。其相去之时间,宜至点半钟。所余一半,至煎汤药渣时,仍如此服法。主治热痢下重腹疼,及患痢之人,从前曾有阿片之嗜好者。编者注),连服两剂,痢愈可进饮食,腹疼泄泻犹未痊愈。后仍用三宝粥方,去鸦胆子,日服两次,数日病痊愈。(《医学衷中参西录·治痢方·通变白头翁汤》)

案3 津海道尹袁霖普君之夫人,年三十六岁,得温病兼下痢证。

病因:仲秋乘火车赴保定归母家省视,往来辛苦,路间又兼受风,遂得温病兼患下痢。证候:周身壮热,心中热而且渴,下痢赤多白少,后重腹疼,一昼夜十余次,舌苔白厚,中心微黄,其脉左部弦硬,右部洪实,一息五至。诊断:此风温之热已入阳明之腑,是以右脉洪实,其炽盛之肝火下迫肠中作痢,是以左脉弦硬。夫阳明脉实而渴者,宜用白虎加人参汤,因其肝热甚盛,证兼下痢,又宜以生山药代粳米以固下焦气化,更辅以凉肝调气之品,则温与痢庶可并愈。处方:生石膏捣细三两、野党参四钱、生怀山药一两、生杭芍一两、知母六钱、白头翁五钱、生麦芽四钱、甘草四钱。将药煎汤三盅,分三次温饮下。

复诊:将药分三次服完,温热已退强半,痢疾已愈十之七八,腹已不疼,脉象亦较前和平,遂即原方略为加减,俾再服之。处方:生石膏捣细二两、野台参三钱、生怀山药八钱、生杭芍六钱、知母五钱、白头翁五钱、秦皮三钱、甘草三钱。共煎汤两盅,分两次温服下。效果:将药煎服两剂,诸病皆愈,惟脉象似仍有余热,胃中似不开通懒于饮食。俾用鲜梨、鲜藕、莱菔三者等分,切片煮汁,送服益元散三钱许,日服两次,至三次则喜进饮食,脉亦和平如常矣。说明:凡温而兼痢之证,最为难治。盖温随下痢深陷而永无出路,即痢为温热所灼而益加疼坠,惟石膏与人参并用,能升举下陷之温邪,使之徐徐上升外散。而方中生山药一味,在白虎汤中能代粳米以和胃,在治痢药中又能固摄下焦气化,协同芍药、白头翁诸药以润肝滋肾,从容以奏肤功也。至于麦芽炒用之为消食之品,生用之不但消食实能舒发肝气,宣散肝火,而痢病之后重可除也。至后方加秦皮者,取其性本苦寒,力善收涩,借之以清热补虚,原为痢病将愈最宜之品。是以《伤寒论》白头翁汤中亦借之以清厥阴热痢也。(《医学衷中参西录·温病门·温病兼下痢》)

案4　龙姓妇人,产后腹疼兼下痢。用通变白头翁汤(生山药一两、白头翁四钱、秦皮三钱、生地榆三钱、生杭芍四钱、甘草二钱、三七三钱、鸦胆子六十粒。上药共八味,先将三七、鸦胆子,用白蔗糖水送服一半,再将余煎汤服。其相去之时间,宜至点半钟。所余一半,至煎汤药渣时,仍如此服法。主治热痢下重腹疼,及患痢之人,从前曾有阿片之嗜好者。编者注)合活络效灵丹(当归五钱、丹参五钱、生明乳香五钱、生明没药五钱。若为散,一剂分作四次服,温酒送下。主治气血凝滞,疹癖癥瘕,心腹疼痛,腿疼臂疼,内外疮疡,一切脏腑积聚,经络湮淤。编者注)治之,腹疼与下痢皆愈。以上各节,设不读尊著之书,何以能如此神效哉。(《医学衷中参西录·王锡光来函》)

案5　天津河北玄维路,姚姓媪,年六旬有二,于孟秋得温病兼下痢。

病因:孟秋天气犹热,且自觉心中有火,多食瓜果,又喜当风乘凉,遂致病温兼下痢。

证候:周身灼热,心中热且渴,连连呻吟不止,一日夜下痢十二三次,赤白参半,后重腹疼,饮食懒进,恶心欲呕,其脉左部弦而兼硬,右部似有力而重按不实,数近六至。延医治疗近旬日病益加剧。

诊断:其左脉弦而兼硬者,肝血虚而胆火盛也。其右脉似有力而重按不实者,因其下痢久而气化已伤,外感之热又侵入阳明之腑也。其数六至者,缘外感之热灼耗已久,而其真阴大有亏损也。证脉合参,此乃邪实正虚之候。拟用拙定通变白虎加人参汤及通变白头翁汤两方皆在三期三卷处方编中痢疾门二方相并治之。

处方:生石膏捣细二两、野台参四钱、生怀山药一两、生杭芍一两、白头翁四钱、金银花四钱、秦皮二钱、生地榆二钱、甘草二钱、广三七轧细二钱、鸦胆子去皮,拣成实者五十粒。共药十一味,先用白糖水送服三七、鸦胆子各一半,再将余药煎汤两盅,分两次温服下。至煎渣再服时,亦先服所余之三七、鸦胆子。

复诊:将药煎服,日进一剂,服两日表里之热皆退,痢变为泻,仍稍带痢,泻时仍觉腹疼后重而较前轻减,其脉象已近平和,此宜以大剂温补止其泄泻,再少辅以治痢之品。

处方:生怀山药一两、炒怀山药一两、龙眼肉一两、大云苓片三钱、生杭芍三钱、金银花三钱、甘草二钱。共煎汤一大盅,温服。

效果:将药煎服两剂,痢已净尽而泻未痊愈,遂即原方去金银花、芍药,加白术三钱,服两剂其泻亦愈。(《医学衷中参西录·温病门·温病兼下痢》)

案6 天津一区橘街,张氏妇,年近三旬,怀妊,受温病兼下痢。

病因:受妊已六个月,心中恒觉发热,继因其夫本为显宦,时事变革,骤尔赋闲,遂致激动肝火,其热益甚,又薄为外感所束,遂致温而兼痢。

证候:表里俱壮热无汗,心中热极,思饮冰水,其家人不敢予。舌苔干而黄,频饮水不濡润,腹中常觉疼坠,下痢赤多白少,间杂以鲜血,一昼夜十余次。其脉左部弦长,右部洪滑,皆重诊有力,一息五至。

诊断:其脉左部弦长有力者,肝胆之火炽盛也。惟其肝胆之火炽盛下迫,是以不但下痢赤白,且又兼下鲜血,腹疼下坠。为其右部洪滑有力,知温热已入阳明之腑,是以舌苔干黄,心为热迫,思饮冰水。所犹喜者脉象虽热,不至甚数,且又流利无滞,胎气可保无恙也。宜治以白虎加人参汤以解温病之热,而更重用芍药以代方中知母,则肝热能清而痢亦可愈矣。

处方:生石膏捣细三两、大潞参五钱、生杭芍一两、粳米五钱、甘草三钱。共煎汤三盅,分三次温饮下。

复诊:将药分三次服完,表里之热已退强半,痢愈十之七八,腹中疼坠亦大轻减,舌苔由黄变白,已有津液,脉象仍然有力而较前则和缓矣。遂即原方为之加减,俾再服之。

处方:生石膏捣细二两、大潞参三钱、生怀山药八钱、生杭芍六钱、白头翁四钱、秦皮三钱、甘草二钱。共煎汤三盅,分三次温饮下。

方解:按:此方即白虎加人参汤与白头翁汤相并为一方也。为方中有芍药、山药是以白虎加人参汤中可省去知母、粳米;为白虎加人参汤中之石膏可抵黄连、黄柏,是以白头翁汤中只用白头翁、秦皮,合用之则一半治温,一半治痢,安排周匝,步伍整齐,当可奏效。

效果:将药如法服两剂,病遂痊愈。或问:《伤寒论》用白虎汤之方定例,汗吐下后加人参,渴者加人参。此案之证非当汗吐下后,亦未言渴,何以案中两次用白虎皆加人参乎?答曰:此案证兼下痢,下痢亦下之类也。其舌苔干黄毫无津液,舌干无液亦渴之类也。且其温病之热,不但入胃,更随下痢陷至下焦永无出路。惟人参与石膏并用,实能升举其下陷之温热而清解消散之。不至久留下焦以耗真阴。况此证温病与下痢相助为虐,实有累于胎气,几至于莫能支。加人参于白虎汤中,亦所以保其胎气使无意外之虞也。(《医学衷中参西录·妇女科·怀妊得温病兼下痢》)

案7　铁岭医士田聘卿,用此方治愈痢证多人,曾登《绍兴医报》声明。乙丑春在沧州,遇沧州城南宜卿白君,非业医而好阅医书,言其族弟年三十余,患痢近一年,百药不数,浸至卧床不起,为开此方(通变白头翁汤:生山药一两、白头翁四钱、秦皮三钱、生地榆三钱、生杭芍四钱、甘草二钱、三七三钱、鸭蛋子六十粒。上药共八味,先将三七、鸭蛋子,用白蔗糖水送服一半,再将余煎汤服。其相去之时间,宜至点半钟。所余一半,至煎汤药渣时,仍如此服法。主治热痢下重腹疼,及患痢之人,从前曾有阿片之嗜好者。编者注)授之,服三剂痊愈。

　　用上方虽新痢、久痢皆可奏效,而其肠中大抵未至腐烂也。乃有腹中时时切疼后重。所下者多如烂炙,杂以脂膜,是其肠中已腐烂矣,当治以拙拟通变白头翁汤(生山药一两、白头翁四钱、秦皮三钱、生地榆三钱、生杭芍四钱、甘草二钱、三七三钱、鸦胆子六十粒。上药共八味,先将三七、鸦胆子,用白蔗糖水送服一半,再将余煎汤服。其相去之时间,宜至点半钟。所余一半,至煎汤药渣时,仍如此服法。主治热痢下重腹疼,及患痢之人,从前曾有阿片之嗜好者。编者注)。方中之意,用白头翁、秦皮、芍药、生地榆以清热;三七、鸦胆子以化瘀生新,治肠中腐烂;而又重用生山药以滋其久耗之津液,固其已虚之气化,所以奏效甚捷也。

二、乌梅丸

　　[组成]　乌梅三百个　细辛六两　干姜十两　黄连一斤　当归四两　附子炮、去皮,六两　蜀椒炒出汗,四两　人参六两　黄柏六两　桂枝六两

　　[用法]　上十味,异捣筛,合治之,以苦酒渍乌梅一宿,去核,蒸之五升米下,饭熟捣成泥,和药令相得,内白中,与蜜,杵二千下,丸如梧桐子大,先食饮服十丸,日三服。稍加至二十丸,禁生冷、滑物、臭食等。(《医学衷中参西录·厥阴病乌梅丸证》)

　　[主治]　《伤寒论》原文:伤寒脉微而厥,至七八日,肤冷,其人躁无暂安时者,此为脏厥,非蛔厥也。蛔厥者,其人当吐蛔,今

病者静而复时烦者,此为脏寒,蛔上入膈,故烦,须臾复止,得食而呕,又烦者,蛔闻食臭出,其人当自吐蛔。蛔厥者,乌梅丸主之。又主久利。

[鉴别]

白头翁汤

《伤寒论》原文:热利下重者,主之。

陈古愚曰:下重者,即《内经》所谓暴注下迫,皆属于热之旨也。白头翁临风偏静,特立不挠,用以为君者,欲平走窍之火,必先定摇动之风也。秦皮浸水青蓝色,得厥阴风木之化,故用为臣,以黄连、黄柏为佐使者,其性寒能除热,其味苦又能坚也。总使风木遂其上行之性,则热利下重自除,风火不相煽而燎原,则热渴饮水自止。

[方论]　陈修园曰:此借少阴之脏厥托出厥阴之蛔厥,是明托法。节末补出又主久利四字,言外见本经厥利相因,取乌梅丸为主,分之为蛔厥一证之专方,合之为厥阴各证之总方,以主久利,而托出厥阴之全体,是暗托法。以厥阴证非厥即利,此方不特可以治厥,而并可以治利。凡阴阳不相顺接、厥而下利之证,亦不能舍此而求方。又凡厥阴之变证不一,无论见虫不见虫,辨其气化不拘形迹,皆可统以乌梅丸主之。

陈元犀曰:通篇之眼目,在"此为脏寒"四字。言见证虽有风木为病,相火上攻,而其脏则为寒。何也?厥阴为三阴,阴之尽也,《周易》震卦,一阳居二阴之下,为厥阴本象。病则阳逆于上,阴陷于下,饥不欲食,下之利不止,是下寒之确征也。消渴,气上撞心,心中疼热,吐蛔,是上热之确征也。方用乌梅,渍以苦酒,顺曲直作酸之本性,逆者顺之,还其所固有,去其所本无,治之所以臻于上理也。桂、椒、辛、附辛温之品,导逆上之火,以还震卦下一画之奇,黄连、黄柏苦寒之品,泻心胸之热,以还震卦上四画之偶,又佐以人参之甘寒,当归之甘温,干姜之辛温,三物合用,能令中焦受气取汁,而乌梅蒸于米下,服丸送以米饮,无非养中焦之法,所谓厥阴不治,求之阳明者此也。此为厥阴证之总方,注家第谓蛔得酸则静,得辛则伏,得苦则下,犹浅乎测乌梅丸也。

按:厥阴一篇,病理深邃,最难疏解,注家以经文中有阴阳之气不相顺接之语,遂以经解经,于四肢之厥逆,即以阴阳之气不相顺接解之,而未有深究其不相顺接之故,何独在厥阴一经者。盖肝主疏泄,原为风木之脏,于时应春,实为发生之始。肝膈之下垂者,又与气海相连,故能宣通先天之元气,以敷布于周身,而周身之气化,遂无处不流通也。至肝为外感所侵,其疏泄之力顿失,致脏腑中之气化不能传达于外,是以内虽蕴有实热,而四肢反逆冷,此所谓阴阳之气不相顺接也。至于病多呕吐者,亦因其疏泄之力外无所泻,遂至蓄极而上冲胃口,此多呕吐之所以然也。又胃为肝冲激不已,土为木伤,中气易漓,是以间有除中之病。除中者,脾胃之气已伤尽,而危在目前也。至于下利亦未必皆因藏寒,其因伏气化热窜入肝经,遏抑肝气太过,能激动其疏泄之力上冲,亦可激动其疏泄之力下注以成下利,然所利者必觉热而不觉凉也。试举一治验之案以明之。(《医学衷中参西录·厥阴病乌梅丸证》)

[医案]

泄泻

辽宁刘允卿,寓居天津河东,年近四旬,于孟秋得吐泻证,六日之间勺饮不存,一昼夜间下利二十余次,病势危急莫支。延为诊治,其脉象微细,重按又似弦长,四肢甚凉,周身肌肤亦近于凉,而心中则甚觉发热,所下利者亦觉发热,断为系厥阴温病,《伤寒论》中即为厥阴伤寒《伤寒论》开端处,曾提出温病,后则浑名之为伤寒。惟其呕吐殊甚,无论何药,入口即吐出,分毫不能下咽,实足令医者束手耳。因问之曰:心中既如此发热,亦想冰吃否?答曰:想甚,但家中人驳阻不令食耳。愚曰:此病已近垂危,再如此吐泻一昼夜,即仙丹不能挽回,惟用冰膏搀生石膏细末服之,可以止吐,吐止后泻亦不难治矣。遂立主买冰搅凌若干,搀生石膏细末两许服之,服后病见愈,可服稀粥少许。下利亦见少。翌日复为诊视,四肢已不发凉,身亦微温,其脉大于从前,心中犹觉发热,有时仍复呕吐。俾再用生石膏细末一两、搀西瓜中服之,呕吐从此遂愈。翌日再诊其脉,热犹未清,心中虽不若从前之大热,犹思食凉物,懒于饮食,其下利较前已愈强半。遂为开白虎加人参汤。

方中生石膏用二两,野台参三钱,用生杭芍六钱、以代知母,生山药六钱以代粳米,甘草则多用至四钱,又加滑石六钱。方中如此加减替代者,实欲以之清热,又欲以之止利也。俾煎汤两盅,分两次温饮下,病遂痊愈。此于厥阴温病如此治法,若在冬令,遇厥阴伤寒之有实热者,亦可如此治法。盖厥阴一经,于五行属木,其性原温,而有少阳相火寄生其间,则温而热矣。若再有伏气化热窜入,以激动其相火,原可成极热之病也。夫石膏与冰膏、西瓜并用,似近孟浪,然以愚之目见耳闻,因呕吐不止而废命者多矣,况此证又兼下利乎? 此为救人之热肠所迫,于万难挽救之中,而拟此挽救之奇方,实不暇计其方之孟浪也。若无冰膏、西瓜时,或用鲜梨切片、蘸生石膏细末服之,当亦不难下咽而止呕吐也。

(《医学衷中参西录·厥阴病乌梅丸证》)

三、当归芍药散

[**组成**] 当归三两 芍药一斤 茯苓四两 白术四两 泽泻半斤 芎䓖半斤

[**主治**] 妇人怀妊,腹中疞痛,当归芍药散主之。

[**方论**] 当归味甘微辛,气香,液浓,性温。为生血活血之主药,而又能宣通气分,使气血各有所归,故名当归。其力能升因其气厚而温能降因其味厚而辛,内润脏腑因其液浓而甘,外达肌表因其味辛而温。能润肺金之燥,故《本经》谓其主咳逆上气;能缓肝木之急,故《金匮》当归芍药散,治妇人腹中诸疼痛;能补益脾血,使人肌肤华泽;生新兼能化瘀,故能治周身麻痹、肢体疼痛、疮疡肿疼;活血兼能止血,故能治吐血衄血须用醋炒取其能降也,二便下血须用酒炒取其能升也;润大便兼能利小便,举凡血虚血枯、阴分亏损之证,皆宜用之。惟虚劳多汗、大便滑泻者,皆禁用。

受业孙静明按:凡治痢疾于消导化滞药中,加当归一二钱、大便时必觉通畅,此足证当归润大便之功效也。当归之性虽温,而血虚有热者,亦可用之,因其能生血即能滋阴,能滋阴即能退热也。其表散之力虽微,而颇善祛风,因风着人体恒致血痹,血活痹开,而风自去也。至于女子产后受风发搐,尤宜重用当归,因产后之发搐,半由于受风,半由于血虚血虚不能荣筋,当归既能活血以祛风,又能生血以补虚,是以愚治此等证,恒重用当归一两,少加散风之品以佐之,即能随手奏效。(《医学衷中参西录·当归解》)

[**医案**]

月经量少

一少妇,身体羸弱,月信一次少于一次,浸至只来少许,询问治法。时愚初习医未敢疏方,俾每日单用当归八钱煮汁饮之,至期所来经水遂如常,由此可知当归生血之效也。(《医学衷中参西录·当归解》)

四、苦 酒 汤

[组成] 半夏洗、破如枣核大,十四枚　鸡子去黄、内上苦酒、着鸡子壳中,一枚

[用法] 上两味,纳半夏著苦酒中,以鸡子壳置刀环中,安火上,令三沸,去滓,少少含咽之,不瘥,更作三剂。按:苦酒即醋也,《论语》又名为醯。又方中枣核当作枣仁,不然,破半夏如枣核大十四枚,即鸡子空壳亦不能容,况鸡子壳中犹有鸡子清与苦酒乎?(《医学衷中参西录·少阴病苦酒汤证》)

[主治] 《伤寒论》原文:少阴病,咽中伤,生疮,不能语言,声不出者,苦酒汤主之。(《医学衷中参西录·少阴病苦酒汤证》)

[方论] 王和安曰:此西人所谓扁桃炎也。扁桃在咽喉两旁,中有缩筋,食物入咽,即以收缩作用,压迫食物下咽,同时收提气管,免食物窜入。扁桃体内有分泌腺,由少阴经从心系上夹咽之脉下通心肾,平人肾脏真气含液循经达咽,由扁桃腺分泌而出,咽润则食管滑利易于下食,咽润则声带得其滋养而发声清彻。今少阴心热上迫,则扁桃体肿大而喉塞,气不得出,扁桃之分泌失职,声带枯梗,不能语言,久则瘀血结合热力,胀裂脉管腺管,腐化脓臭,则成喉痈,其因误食渣滓而刺伤者,亦与喉痈同例。

唐容川曰:此节所言生疮,即今之喉痈、喉蛾,肿塞不得出声,今有用刀针破之者,有用巴豆烧焦烙之者,皆是攻破之使不壅塞也。仲景用生半夏正是破之也,余亲见治重舌敷生半夏立即消

破,即知咽喉肿闭亦能消而破之矣。且半夏为降痰要药,凡喉肿则痰塞,此仲景用半夏之妙,正是破之又能去痰,与后世刀针、巴豆等方较见精密,况兼蛋清之润、苦酒之泻,真妙法也。(《医学衷中参西录·少阴病苦酒汤证》)

[禁忌] **又按**:古用半夏皆用生者,汤洗七次即用,此方中半夏宜用生半夏先破之,后用汤洗,始能洗出毒涎。(《医学衷中参西录·少阴病苦酒汤证》)

[医案]

月经淋漓不断

戊寅年秋,穆荫乔君之如夫人金女士。患经漏淋漓不止者三阅月,延医多人,百方调治,寒热补涩均无效,然亦不加剧,并无痛苦。予用寿师(张锡纯,字寿甫,故称之为寿师。编者注)固冲汤加重分量,服数剂亦无效,又以《金鉴》地榆苦酒汤试之,终不应,技已穷矣。

忽忆寿师此说,乃以磁石细末八钱,生赭石细末五钱,加入滋补药中,一剂知,二剂已。是知药能中病,真有立竿见影之妙。盖赭石既能补血中铁质,以与人身元气相系恋,而磁石吸铁能增加人身元气之吸力,且色黑入肾,黑能止血。磁石、赭石二者同用,实有相得益彰之妙。药虽平易,而中含科学原理甚矣。中医之理实包括西医,特患人不精心以求之耳。受业张方舆谨注(《医学衷中参西录·赭石解》)

五、桃花汤

[组成] 赤石脂一半全用、一半筛末,一斤　干姜一两　粳米一升

[**主治**]　少阴病,下利便脓血者,桃花汤主之。

[**方论**]　少阴之病寒者居多,故少阴篇之方亦多用热药。其中桃花汤治少阴病下痢脓血,又治少阴病三四日至四五日,腹痛,小便不利,下脓血者。按:此二节之文,未尝言寒,亦未尝言热。然桃花汤之药,则纯系热药无疑也。乃释此二节者,疑下利脓血与小便不利必皆属热,遂强解桃花汤中药性,谓石脂性凉,而重用一斤,干姜虽热而只用一两,合用之仍当以凉论者。然试取石脂一两六钱、干姜一钱煎服,或凉或热必能自觉,药性岂可重误乎!有谓此证乃大肠因热腐烂致成溃疡,故下脓血,《本经》谓石脂能消肿去瘀,故重用一斤以治溃疡,复少用干姜之辛烈,以消溃疡中之毒菌。然愚闻之,毒菌生于热者,惟凉药可以消之,黄连、苦参之类是也;生于凉者,惟热药可以消之,干姜、川椒之类是也。桃花汤所主之下脓血果系热毒,何以不用黄连、苦参佐石脂,而以干姜佐石脂乎?虽干姜只用一两,亦可折为今之三钱,虽分三次服下,而病未愈者约必当日服尽。夫一日之间服干姜三钱,其热力不为小矣,而以施之热痢下脓血者,有不加剧者乎?盖下利脓血原有寒证,即小便不利亦有寒者。注疏诸家疑便脓血及小便不利皆为热证之发现,遂不得不于方中药品强为之解,斯非其智有不逮,实因临证未多耳。今特录向所治之验案二则以征之。(《医学衷中参西录·〈伤寒论〉少阴篇桃花汤是治少阴寒痢非治少阴热痢解》)

[**医案**]

1. 痢疾

案 1　曾治一人,因久居潮湿之地,致下痢,三月不愈。所下者紫血杂以脂膜,腹疼后重。或授以龙眼肉包鸭蛋子方,服之,下痢与腹疼益剧。后愚诊视,其脉微弱而沉,左部几不见。俾用生硫黄研细,掺熟面少许,作丸。又重用生山药、熟地、龙眼肉煎浓汤送服。连服十余剂,共计服生硫黄两许,其痢始愈。

由是观之,即纯系赤痢,亦诚有寒者,然不过百中之二三耳。且尝实验痢证,若因寒者,虽经久不愈,犹可支持。且其后重、腹疼,较因热者亦轻也。且《伤寒论》有桃花汤,治少阴病下利、便脓血者,原赤石脂与干姜并用,此为以热药治寒痢之权舆。注家不知,谓少阴之火伤阴络所致,治以桃花汤,原系从治之法。又有矫诬药性,谓赤石脂性凉,重用至一斤,干姜虽热,只用一两,其方仍以凉论者。今试取其药十分之一,煎汤服之,果凉乎?热乎?此皆不知《伤寒论》此节之义,而强为注解者也。(《医学衷中参西录·治痢方·三宝粥》)

案2 奉天陆军连长何阁臣,年三十许,因初夏在郑州驻防多受潮湿,患痢数月不愈。至季秋还奉,病益加剧,多下紫血,杂以脂膜,腹疼下坠。或授以龙眼肉包鸦胆子吞服方,服后下痢与腹疼益剧,来院求为诊治。其脉微弱而沉,左脉几不见。俾用生硫黄细末搀熟面少许为小丸,又重用生山药、熟地黄、龙眼肉煎浓汤送服。连服十余剂,共服生硫黄二两半,其痢始愈。

按:此证脉微弱而沉,少阴之脉也。下紫血脂膜_{初下脓血久则}_{变为紫血脂膜},较下脓血为尤甚矣。因其为日甚久,左脉欲无,寒而且弱,病势极危,非径用桃花汤所能胜任,故师其义而变通之,用生山药、熟地黄、龙眼肉以代石脂、粳米,用生硫黄以代干姜。数月沉疴竟能随手奏效。设此证初起时投以桃花汤,亦必能奏效也。

2. 癃闭

奉天省公署护兵石玉和,忽然小便不通。入西医院治疗,西医治以引溺管,小便通出。有顷,小便复存蓄若干。西医又纳以橡皮管,使久在其中,有溺即通出。乃初虽稍利,继则小便仍不能出。遂来院求为诊治。其脉弦、迟、细、弱,自言下焦疼甚且凉甚。知其小便因凉而凝滞也。为拟方用:人参、椒目、怀牛膝各五钱,附子、肉桂、当归各三钱,干姜、小茴香、威灵仙、甘草、没药各二钱。连服三剂,腹疼及便闭皆愈。遂停汤药,俾日用生硫黄细末钱许分两次服下,以善其后。

方中之义,人参、灵仙并用,可治气虚小便不利;椒目、桂、附、干姜并用,可治因寒小便不利;又佐以当归、牛膝、茴香、没药、甘草诸药,或润而滑之,或引而下之,或馨香以通窍,或温通以开瘀,或和中以止疼,众药相济为功,所以奏效甚速也。观此二案,知桃花汤所主之下利脓血、小便不利皆为寒证,非热证也明矣。(《医学衷中参西录·〈伤寒论〉少阴篇桃花汤是治少阴寒痢非治少阴热痢解》)

六、黄连阿胶汤

[组成] 黄连四两 黄芩一两 芍药二两 鸡子黄二枚 阿胶三两

[用法] 上五味,以水五升,先煮三味,取二升,去滓,纳胶烊尽,小冷,纳鸡子黄,搅令相得,温取七合,日三服。(《医学衷中参西录·少阴病黄连阿胶汤证》)

[主治] 《伤寒论》原文:少阴病得之二三日以上,心中烦,不得卧,黄连阿胶汤主之。

二三日以上,即一日也,合一二三日而浑言之即初得也。细绎其文,是初得即为少阴病,非自他经传来也。其病既非自他经来,而初得即有热象者,此前所谓伏气化热而窜入少阴者也。盖凡伏气化热之后,恒因薄受外感而猝然发动,至其窜入之处,又恒因其脏腑素有虚损,伏气即乘虚而入。由斯而论,则此节之所谓少阴病,乃少阴病中之肾虚兼热者也。夫大易之象,坎上离下为既济,坎为肾而在上者,此言肾当上济以镇心也,离为心而在下者,此言心当下济以暖肾也。至肾素虚者,其真阴之气不能上济以镇心,心火原有摇摇欲动之机,是以少阴之病初得,肾气为伏气所阻,欲上升以济心尤难,故他病之现象犹未呈露,而心中已不胜热象之烦扰而不能安卧矣。是以当治以黄连阿胶汤也。(《医学衷中参西录·少阴病黄连阿胶汤证》)

[**方论**] 伤寒以六经分篇,惟少阴之病最难洞悉。因其寒热错杂,注疏家又皆有讲解而莫衷一是。有谓伤寒直中真阴则为寒证,若自三阳经传来则为热证者,而何以少阴病初得即有宜用黄连阿胶汤及宜用大承气汤者? 有谓从足少阴水化则为寒,从手少阴火化则为热者。然少阴之病,病在肾,而非病在心也;且少阴病既分寒热,其脉象当迥有判别,何以无论寒热其脉皆微细也? 盖寒气侵入之重者,可直达少阴,而为直中真阴之伤寒,寒气侵入之轻者,不能直达少阴,伏于包肾脂膜之中,暗阻气化之升降,其处气化因阻塞而生热,致所伏之气亦随之化热而窜入少阴,此少阴伤寒初得即发热者也。为其窜入少阴,能遏抑肾气不能上升与心气相济,是以其证虽热,而其脉亦微细无力也。愚曾拟有坎离互根汤在后鼠疫门,可用之以代黄连阿胶汤。初服一剂,其脉之微细者即可变为洪实。再服一剂,其脉之洪实者又复归于和平,其病亦遂愈矣。参看鼠疫中用此方之发明,应无不明彻之理矣。(《医学衷中参西录·论少阴伤寒病有寒有热之原因及无论凉热脉皆微细之原因》)

至于伏气成温,毫无新受之外感者,似不可发汗矣。然伏气之伏藏皆在三焦脂膜之中,其化热后乘时萌动,若有向外之机,正可因其势而利导之,俾所用之药与内蕴之热化合而为汗(凉润与燥热化合即可作汗),拙拟之三方仍可随证施用也。若其伏气内传阳明之腑而变为大渴大热之证,此宜投以白虎汤或白虎加人参汤,为伤寒、温病之所同,固不独温病至此不宜发汗也。且既为医者,亦皆知此证不可发汗也。然服药后而能自汗者固屡见耳。至其人因冬不藏精而病温,伏气之邪或乘肾虚下陷而成少阴之证者,其蕴热至深,脉象沉细,当其初得固不可发汗,亦非银翘、桑菊等方清解所能愈也。愚师仲师之意,恒将《伤寒论》中白虎加人参汤与黄连阿胶汤并为一方,为有石膏,可省去芩、连、芍药,而用鲜白茅根汤煎,恒随手奏效。盖此证因下陷之热邪伤其肾阴,致肾气不能上潮于心,其阴阳之气不相接续,是以脉之跳动无力,用阿胶、鸡子黄以滋补肾阴,白虎汤以清肃内热,即用人参以助肾气上升,茅根以透内邪外出,服后则脉之沉细者自变为缓和,复其常度,脉能复常,病已消归无有矣。夫伤寒、温病西人之所短,实即吾人之所长也。惟即所长者而益加精研,庶于医学沦胥之秋而有立定脚跟之一日。此愚所以不避好辩之名,虽与前哲意见有所龃龉而亦无暇顾也。(《医学衷中参西录·〈伤寒论〉少阴篇桃花汤是治少阴寒痢非治少阴热痢解》)

　　至于伏气之成温者,若《内经》所谓"冬伤于寒,春必病温"、"冬不藏精,春必病温"之类,《伤寒论》中非无其证。特其证现于某经,即与某经之本病无所区别。仲师未尝显为指示,在后世原难明辨。且其治法与各经之本病无异,亦无需乎明辨也。惟其病在少阴则辨之甚易。何者?因少阴之病,寒热迥分两途,其寒者为少阴伤寒之本病,其热者大抵为伏气化热之温病也。若谓系伤寒入少阴久而化热,何以少阴病两三日,即宜用黄连阿胶汤、大承气汤者？盖伏气皆伏于三焦脂膜之中，与手、足诸经皆有贯通之路，其当春阳化热而萌动，恒视脏腑虚弱之处以为趋向，所谓"邪之所凑，其处必虚"也。其人或因冬不藏精，少阴之脏必虚，而伏气之化热者即乘虚而入，遏抑其肾气不能上升与心气相接续，致心脏跳动无力，遂现少阴微细之脉。故其脉愈微细，而所蕴之燥热愈甚。用黄连以清少阴之热，阿胶、鸡子黄以增少阴之液，即以助少阴肾气之上达，俾其阴阳之气相接续，脉象必骤有起色，而内陷之邪热亦随之外透矣。至愚遇此等证时，又恒师仲师之意而为之变通，单用鲜白茅根四两，切碎，慢火煎两三沸，视茅根皆沉水底，其汤即成，去渣取清汤一大碗，顿服下，其脉之微细者必遽变为洪大有力之象。再用大剂白虎加人参汤，煎汤三茶杯，分三次温饮下，每服一次调入生鸡子黄一枚，其病必脱然痊愈。用古不必泥古，仲师有知亦当不吾嗔也。

按：西人新生理学家谓副肾髓质之分泌素减少，则脉之跳动必无力。所谓副肾髓质者，指两肾之间命门而言也。盖命门为督脉入脊之门，因督脉含有脊髓，故曰副肾髓质。其处为肾系之根蒂，脂膜相连，共为坎卦，原与两肾同为少阴之脏。其中分泌素减少，脉即跳动无力，此即少阴病脉微细之理。西人又谓鸡子黄中含有副肾碱。副肾碱者，即所谓副肾髓质之分泌素也。此即黄连阿胶汤中用鸡子黄以滋肾之理。且鸡子黄既含有副肾髓质之分泌素，是其性能直接补肾，此又黄连阿胶汤中鸡子黄生用之理。以西人费尽研究工夫所得至精至奥之新生理，竟不能出《伤寒论》之范围，谁谓吾中华医学陈腐哉。（《医学衷中参西录·温病之治法详于〈伤寒论〉解》）

又有因伏气所化之热先伏藏于三焦脂膜之中，迨至感春阳萌动而触发，其发动之后，恒因冬不藏精者其肾脏虚损，伏气乘虚而窜入少阴。其为病状,精神短少,喜偃卧,昏昏似睡,舌皮干,毫无苔,小便短赤,其热郁于中而肌肤却无甚热。其在冬令,为少阴伤寒,即少阴证,初得宜治以黄连阿胶汤者也。在春令,即为少阴温病。而愚治此证,恒用白虎加人参汤,以生地黄代知母,生怀山药代粳米,更先用鲜白茅根三两煎汤以之代水煎药,将药煎一大剂,取汤一大碗,分三次温饮下,每饮一次调入生鸡子黄一枚。初饮一次后,其脉当见大,或变为洪大;饮至三次后,其脉又复和平,而病则愈矣。此即冬不藏精,春必温病者之大略治法也。

上所论各种温病治法,原非凭空拟议也。实临证屡用有效,而后敢公诸医界同人也。(《医学衷中参西录·论冬伤于寒春必病温及冬不藏精春必病温治法》)

有温病初得即表里大热,宜治以白虎汤或白虎加人参汤者。其证发现恒在长夏,或在秋夏之交。而愚生平所遇此等证,大抵在烈日之中,或田间作苦,或长途劳役,此《伤寒论》所谓暍病也,亦可谓之暑温也。其脉洪滑有力者,宜用白虎汤。若脉虽洪大而按之不实者,宜用白虎加人参汤。又皆宜煎一大剂,分数次温饮下,皆可随手奏效。(《医学衷中参西录·论冬伤于寒春必病温及冬不藏精春必病温治法》)

尝读《伤寒论》少阴篇,所载之证有寒有热,论者多谓寒水之气直中于少阴,则为寒证;自三阳传来,则为热证。执斯说也,何以阴病两三日即有用黄连阿胶汤及大承气汤者?盖寒气侵入之重者,若当时窜入阴为少阴伤寒之寒证。其寒气侵入之轻者,伏于三焦脂膜之中,不能使人即病,而阻塞气化之流通,暗生内热,后因肾脏虚损,则伏气所化之热即可乘虚而入肾。或肾中因虚生热,与伏气所化之热相招引,伏气为同气之求,亦易入肾,于斯虚热实热,相助为虐,互伤肾阴,致肾气不能上潮于心,多生烦躁此少阴病有心中烦躁之理。再者，心主脉，而属火，必得肾水之上济，然后阴阳互根，跳动常旺，今既肾水不上潮，则阴阳之气不相接续，失其互根之妙用，其脉之跳动多无力此少阴病无论寒热其脉皆微细之理。人身之精神与人身之气化原相凭根据，今因阴阳之气不相接续，则精神失其凭根据，遂不能振作而昏昏欲睡此少阴病但欲寐之理。且肾阴之气既不能上潮以濡润上焦，则上焦必干而发热，口舌无津，肺脏因干热而咳嗽，咽喉因干热而作痛，此皆少阴之兼证，均见于少阴篇者也。《内经》谓：冬伤于寒，春必病温。此言伏气化热为病也。然其病未必入少阴也。《内经》又谓：冬不藏精，春必病温。此则多系伏气化热乘虚入少阴之病，因此病较伏气入他脏而为病者难于辨认，且不易治疗，故于冬伤于寒春必病温之外，特为明辨而重申之也。盖同是伏气发动，窜入少阴为病，而有未届春令先发于冬令者，则为少阴伤寒，即系少阴伤寒之热证，初得之即宜用凉药者也；其感春阳之萌动而后发，及发于夏，发于秋者，皆可为少阴温病，即温病之中有郁热，其脉象转微细无力者也。其病虽异而治法则同也。既明乎此，试再进而论鼠疫。

鼠疫之证初起，其心莫不烦躁也；其脉不但微细，恒至数兼迟间有初得脉洪数者乃鼠疫之最轻者；其精神颓败异常，闭目昏昏，不但欲睡，且甚厌人呼唤；其口舌不但发干，视其舌上，毫无舌苔，而舌皮干亮如镜；其人不但咳嗽咽痛，其肺燥之极，可至腐烂，呕吐血水奉天人言辛亥年此证垂危时多呕吐血水。由斯而论，鼠疫固少阴热证之至重者也。虽其成鼠疫之后，酿为毒菌，互相传染，变证歧出，有为结核性者，有为败血性者。而当其起点之初，大抵不外上之所述也，然此非愚之凭空拟议也，试举一案以征之。（《医学衷中参西录·论鼠疫之原因及治法》）

[医案]

温病

表弟刘爽园,二十五岁,业农,于季春得温病。

病因:自正二月间,心中恒觉发热,懒于饮食,喜坐房阴乘凉,薄受外感,遂成温病。

证候:因相距四十余里,初得病时,延近处医者诊治,阅七八日病势益剧,精神昏愦,闭目蹉卧,似睡非睡,懒于言语,咽喉微疼,口唇干裂,舌干而缩,薄有黄苔欲黑,频频饮水不少濡润,饮食懒进,一日之间,惟强饮米汤瓯许,自言心中热而且干,周身酸软无力,抚其肌肤不甚发热,体温三十七度八分,其脉六部皆微弱而沉,左部又兼细,至数如常,大便四日未行,小便短少赤涩。

诊断:此伏气触发于外,感而成温,因肾脏虚损而窜入少阴也。《内经》谓:冬伤于寒,春必病温。此言冬时所受之寒甚轻,不能即时成为伤寒,恒伏于三焦脂膜之中,阻塞气化之升降,暗生内热,至春阳萌动之时,其所生之热恒激发于春阳而成温。然此等温病未必入少阴也。《内经》又谓:冬不藏精,春必病温。此言冬不藏精之人,因阴虚多生内热,至春令阳回其内热必益加增,略为外感激发,即可成温病。而此等温病亦未必入少阴也。惟其入冬伤于寒又兼冬不藏精,其所伤之寒伏于三焦,随春阳而化热,恒因其素不藏精乘虚而窜入少阴,此等证若未至春令即化热窜入少阴,则为少阴伤寒,即伤寒少阴证二三日以上,宜用黄连阿胶汤者也;若已至春令始化热窜入少阴,当可名为少阴温病、即温病中内有实热,脉转微细者也。诚以脉生于心,必肾阴上潮与心阳相济,而后其跳动始有力。此所谓一阴一阳互为之根也。盖此证因温邪窜入少阴,俾心肾不能相济,是以内虽蕴有实热,而脉转微细。其咽喉疼者,因少阴之脉上通咽喉,其热邪循经上逆也。其唇裂舌干而缩者,肾中真阴为邪热遏抑不能上潮,而心中之亢阳益妄动上升以铄耗其津液也。至于心中发热且发干,以及大便燥结,小便赤涩,亦无非阴亏阳亢之所致。为其肾阴、心阳不能相济为功,是以精神昏愦,闭目蜷卧,烦人言语,此乃热邪深陷气化隔阂之候,在温病中最为险证。正不可因其脉象无火,身不甚热,而视为易治之证也。愚向拟有坎离互根汤在五期六卷可为治此病的方,今将其方略为加减,俾与病候相宜。

处方:生石膏轧细三两、野台参四钱、生怀地黄一两、生怀山药八钱、玄参五钱、辽沙参五钱、甘草三钱、鲜茅根五钱。药共八味,先将前七味煎十余沸,再入鲜茅根,煎七八沸,其汤即成。取清汤三盅,分三次温服下,每服一次调入生鸡子黄一枚。此方若无鲜茅根,可用干茅根两半,水煮数沸,取其汤代水煎药。

方解:温病之实热,非生石膏莫解,辅以人参并能解邪实正虚之热,再辅以地黄、山药诸滋阴之品,更能解肾亏阴虚之热。且人参与滋阴之品同用,又能助肾阴上潮以解上焦之燥热。用鸡子黄者,化学家谓鸡子黄中含有副肾髓质之分泌素,为滋补肾脏最要之品也。用茅根者,以其禀少阳初生之气春日发生最早,其质中空凉而能散,用之作引,能使深入下陷之邪热上出外散以消解无余也。

复诊:将药三次服完,周身之热度增高,脉象较前有力,似近洪滑,诸病皆见轻减,精神已振。惟心中仍觉有余热,大便犹未通下,宜再以大剂凉润之药清之,而少佐以补气之品。

处方:生石膏轧细一两、大潞参三钱、生怀地黄一两、玄参八钱、辽沙参八钱、大甘枸杞六钱、甘草二钱、鲜茅根四钱。药共八味,先将前七味煎十余沸,再入茅根,煎七八沸,其汤即成。取清汤两大盅,分两次温服下,每服一次调入生鸡子黄一枚。

效果:将药连服两剂,大便通下,病遂痊愈。说明:此证之脉象沉细,是肾气不能上潮于心,而心肾不交也。迨服药之后,脉近洪滑,是肾气已能上潮于心而心肾相交也。为其心肾相交,是以诸病皆见轻减,非若寻常温病其脉洪大为增剧也。如谓如此以论脉跳动,终属理想之谈者,可更进征诸西人之实验,夫西人原谓肾司漉水,以外别无他用者也。今因其实验益精,已渐悟心肾相济之理,曾于所出之新药发明之。近今德国所出之药,有苏泼拉宁为强心要药。药后附以说明,谓人肾脏之旁有小核名副肾,其汁周流身中调剂血脉,经医家发明副肾之汁有收束血管,增进血压及强心止血之力。然此汁在于人身者不能取,遂由法普唯耳坑厂,用化学方法造成精制副肾液粉子苏发拉来宁,尤比天然副肾液之功力为佳,乃强心、强脉、止血、敛津、增长血压之要药也。夫医家之论肾,原取广义,凡督脉、任脉、冲脉及胞室与肾相连之处皆可为副肾,彼所谓副肾约不外此类。详观西人之所云云,不亦确知心肾可以相济乎。所有异者,中医由理想而得,故所言者肾之气化,西人由实验而得,故所言者肾之形迹。究之,人之先天原由气化以生形迹,至后天更可由形迹以生气化,形迹与气化实乃无所区别也。(《医学衷中参西录·温病门·温病少阴证》)

七、乌头赤石脂丸

[组成]　蜀椒一法二分,一两　乌头炮,一分　附子炮、一法一分,半两　干姜一法一分,一两　赤石脂一法二分,一两

[主治]　心痛彻背,背痛彻心,乌头赤石脂丸主之。

[方论]　种附子于地,其当年旁生者为附子,其原种之附子则成乌头矣。乌头之热力减于附子,而宣通之力较优,故《金匮》

治历节风有乌头汤；治心痛彻背、背痛彻心有乌头赤石脂丸，治寒疝有乌头煎、乌头桂枝汤等方。若种后不旁生附子，惟原种之本长大，若蒜之独头无瓣者，名谓天雄，为其力不旁溢，故其温补力更大而独能称雄也。今药房中所鬻之乌附子，其片大而且圆者即是天雄，而其黑色较寻常附子稍重，盖因其力大而色亦稍变也。附子、乌头、天雄，皆反半夏。（《医学衷中参西录·附子乌头天雄解》）

八、肾气丸

[组成] 干地黄八两　薯蓣四两　山茱萸四两　泽泻三两　茯苓三两　牡丹皮三两　桂枝、附子炮各一两

[用法] 上八味，末之，炼蜜和丸梧子大。酒下十五丸，加至二十五丸，日再服。

[主治] 虚劳腰痛，少腹拘急，小便不利者，八味肾气丸主之。

[鉴别]

1. 滋膵饮

治同前证（指消渴。编者注）。

生箭芪五钱，大生地一两，生怀山药一两，净萸肉五钱，生猪胰子切碎三钱。

上五味，将前四味煎汤，送服猪胰子一半，至煎渣时，再送服余一半。若遇中、上二焦积有实热，脉象洪实者，可先服白虎加人参汤数剂，将实热消去强半，再服此汤，亦能奏效。（《医学衷中参西录·治消渴方·滋膵饮》）

2. 苓桂术甘汤

人之水饮，非阳气不能宣通。上焦阳虚者，水饮停于膈上。

中焦阳虚者,水饮停于脾胃。下焦阳虚者,水饮停于膀胱。水饮停蓄既久,逐渐渍于周身,而头面肢体皆肿,甚或腹如抱瓮而膨胀成矣。此方用苓桂术甘汤,以助上焦之阳。即用甘草协同人参、干姜,以助中焦之阳。又人参同附子,名参附汤能固下焦元阳将脱协同桂枝,更能助下焦之阳桂枝上达胸膈,下通膀胱,故肾气丸用桂枝不用肉桂。三焦阳气宣通,水饮亦随之宣通,而不复停滞为患矣。至灵仙与人参并用,治气虚小便不利甚效此由实验而知,故前所载宣阳汤并用之。而其通利之性,又能运化术、草之补力,俾胀满者服之,毫无滞碍,故加之以为佐使也。若药服数剂后,脉仍如故,病虽见愈,实无大效,此真火衰微太甚,恐非草木之品所能成功。故又用生硫黄少许,以补助相火。诸家本草谓其能使大便润,小便长,补火之中大有行水之力,故用之因凉成水肿者尤良也。服生硫黄法,其中有治水肿之验案宜参观。(《医学衷中参西录·治癃闭方·加味苓桂术甘汤》)

脉沉水肿与脉浮水肿迥异。脉浮者,多系风水,腠理闭塞,小便不利。当以《金匮》越婢汤发之,通身得汗,小便自利。若浮而兼数者,当是阴虚火动,宜兼用凉润滋阴之药。脉沉水肿,亦未可遽以凉断。若沉而按之有力者,系下焦蕴热未化,仍当用凉润之药,滋阴以化其阳,小便自利。惟其脉沉而且迟,微弱欲无,询之更自觉寒凉者,方可放胆用此汤无碍。或但服生硫黄,试验渐渐加多,亦可奏效。特是肿之剧者,脉之部位皆肿,似难辨其沉浮与有力无力,必重按移时,使按处成凹始能细细辨认。(《医学衷中参西录·治癃闭方·加味苓桂术甘汤》)

按:苓桂术甘汤,为治上焦停饮之神方。《金匮》曰:短气有微饮,当从小便去之,苓桂术甘汤主之,肾气丸亦主之。喻嘉言注云:呼气短,宜用苓桂术甘汤,以化太阳膈上之气;吸气短,宜用肾气丸,以纳少阴肾经之气。推喻氏之意,以为呼气短,则上焦阳虚,吸气短,则下焦阴虚,故二方分途施治。然以之为学人说法,以自明其别有会心则可;以之释《金匮》,谓其文中之意本如是则不可。愚临证体验多年,见有膈上气旺而膺胸开朗者,必能运化水饮,下达膀胱,此用苓桂术甘汤治饮之理也。见有肾气旺,而膀胱流通者,又必能吸引水饮,下归膀胱,此用肾气丸治饮之理也。故仲景于上焦有微饮而短气者,并出两方,任人取用其一,皆能立建功效。况桂枝为宣通水饮之妙药,茯苓为淡渗水饮之要品,又为二方之所同乎。且《金匮》之所谓短气,乃呼气短,非吸气短也。何以言之?吸气短者,吸不归根即吐出,《神农本草经》所谓吐吸,即喘之替言也。《金匮》之文,有单言喘者,又有短气与喘并举者。若谓短气有微饮句,当兼呼气短与吸气短而言,而喘与短气并举者,又当作何解耶惟论溢饮变其文曰气短似言吸气短。

3. 越婢汤

用越婢汤(麻黄、石膏、生姜、甘草、大枣。编者注)治风水,愚曾经验,遇药病相投,功效甚捷。其方《金匮》以治风水恶风,一身悉肿,脉浮不渴,续自汗出,无大热者。而愚临证体验以来,即非续自汗出者,用之亦可,若一剂而汗不出者,可将石膏易作滑石分量须加重。(《医学衷中参西录·治癃闭方·加味苓桂术甘汤》)

[方论] 劳字从火,诚以痨瘵之证,阴虚发热者居其强半。故钱仲阳之减味地黄丸;张景岳之左归饮,皆为对证良方,以其皆以熟地黄为君,大能滋真阴退虚热也。子方中何以独不用也?答曰:若论用熟地,我固过来人也。忆初读方书时,曾阅赵氏《医贯》、张氏《八阵》、冯氏《锦囊》诸书,遂确信其说。临证最喜用熟地,曾以八味地黄丸作汤,加苏子、白芍,治吸不归根之喘逆;加陈皮、白芍,治下虚上盛之痰涎;加苏子、厚朴,治肾不摄气,以致冲

气上逆之胀满时病患服之觉有推荡之力，后制参赭镇气汤治此证更效，又尝减茯苓、泽泻三分之二，治女子消渴小便频数《金匮》谓治男子消渴以治女子亦效，又尝去附子，加知母、白芍，治阴虚不能化阳，致小便不利积成水肿；又尝用六味地黄丸作汤，加川芎、知母，以治如破之头疼；加胆草、青黛，以治非常之眩晕；加五味、枸杞、柏子仁，以敛散大之瞳子，且信其煎汁数碗，浩荡饮之之说；用熟地四两、茯苓一两，以止下焦不固之滑泻；用熟地四两、白芍一两，以通阴虚不利之小便；又尝于一日之中用熟地斤许，治外感大病之后，忽然喘逆，脉散乱欲脱之险证此证当用后来复汤，彼时其方未拟出，惟知用熟地亦幸成功，是知冯楚瞻谓熟地能大补肾中元气诚有所试也，且不独治内伤也；又尝用熟地、阿胶大滋真阴之类，治温病脉阳浮而阴不应，不能作汗，一日连服二剂，济阴以应其阳，使之自汗详案在寒解汤下；并一切伤寒外感，因下元虚惫而邪深陷者，莫不重用熟地，补其下元，即以托邪外出。惟用以治阴虚劳热之证，轻者可效，若脉数至七八至鲜有效者。彼时犹不知改图，且以为地黄丸，即《金匮》之肾气丸，自古推为良方，此而不效，则他方更无论矣，不知肾气丸原用干地黄，即药坊间之生地也，其桂用桂枝，即《神农本草经》之牡桂也，与今之地黄丸迥不侔矣。其方《金匮》凡五见，一治"脚气上入少腹不仁"；一治"虚劳腰痛，少腹拘急，小便不利"；一治"短气有微饮，当从小便去之"；一治"男子消渴，小便反多，饮一斗，小便一斗"；一治"妇人转胞，胞系了戾，不得溺"。统观五条，原治少腹膀胱之疾居多，非正治痨瘵之药，况后世之修制，又失其本然乎。（《医学衷中参西录·治阴虚劳热方·十全育真汤》）

或又问：肾气丸虽非专治虚劳之药，而《金匮》虚劳门，明载其治虚劳腰疼，似虚者皆可服之，子独谓无甚效验，岂古方不可遵欤？答曰：肾气丸若果按古方修制，地黄用干地黄，桂用桂枝，且只为丸剂,而不作汤剂,用之得当,诚有效验。盖生地能逐血痹《神农本草经》,而熟地无斯效也。桂枝能调营卫,而肉桂无斯效也。血痹逐,则瘀血自消,营卫调,则气血自理。至于山萸肉之酸温,亦能逐痹《神农本草经》山茱萸逐寒湿痹。牡丹皮之辛凉,亦能破血。附子之大辛大温,又能温通血脉,与地黄之寒凉相济,以共成逐血痹之功。是肾气丸为补肾之药,实兼为开瘀血之药,故列于《金匮》虚劳门,而为要方也。其只为丸剂,而不作汤剂者,诚以地黄经水火煎熬,则汁浆稠粘近熟地,其逐血痹之力必减,是以《神农本草经》,谓地黄生者尤良也。(《医学衷中参西录·治阴虚劳热方·十全育真汤》)

或又问:肾气丸既按古方修制,可以有效,而《金匮》虚劳门,肾气丸与大黄䗪虫丸之外,又有七方,皆可随证采择,则子之十全育真汤,似亦可以不拟欤? 答曰:《金匮》虚劳门诸方,虽皆有效,而一方专治虚劳门一证。若拙拟十全育真汤,实兼治虚劳门诸证。如方中用黄以补气,而即用人参以培元气之根本。用知母以滋阴,而即用山药、元参以壮真阴之渊源。用三棱、莪术以消瘀血,而即用丹参以化瘀血之渣滓。至龙骨、牡蛎,若取其收涩之性,能助黄芪以固元气;若取其凉润之性,能助知母以滋真阴;若取其开通之性《神农本草经》龙骨主癥瘕,后世本草亦谓牡蛎消血,又能助三棱、莪术以消融瘀滞也。至于疗肺虚之咳逆、肾虚之喘促,山药最良。治多梦之纷纭,虚汗之淋漓,龙骨、牡蛎尤胜。此方中意也,以寻常药饵十味,汇集成方,而能补助人身之真阴阳、真气血、真精神,故曰十全育真汤也。

痨瘵者多兼瘀血,其证原有两种:有因痨瘵而瘀血者,其人或调养失宜,或纵欲过度,气血亏损,流通于周身者必然迟缓,血即因之而瘀,其瘀多在经络;有因瘀血而成痨瘵者,其人或有跌伤碰伤,或力小任重,或素有吐衄证,服药失宜,以致先有瘀血,日久浸成痨瘵,其瘀血多在脏腑。此二者服十全育真汤皆可愈。而瘀血在脏腑者,尤须多用破血之药。又瘀在经络者,亦可用前方资生汤(生山药一两、玄参五钱、于术三钱、生鸡内金二钱、牛蒡子三钱。主治劳瘵羸弱已甚,饮食减少,喘促咳嗽,身热脉虚数者,闭经。编者注),加当归、丹参。瘀在脏腑之剧者,又宜用拙拟理冲汤,或理冲丸。此数方可参变汇通,随时制宜也。(《医学衷中参西录·治阴虚劳热方·十全育真汤》)

　　方书消证,分上消、中消、下消。谓上消口干舌燥,饮水不能解渴,系心移热于肺,或肺金本体自热不能生水,当用人参白虎汤;中消多食犹饥,系脾胃蕴有实热,当用调胃承气汤下之;下消谓饮一斗溲亦一斗,系相火虚衰,肾关不固,宜用八味肾气丸。

　　消渴一证,古有上中下之分,谓其证皆起于中焦而极于上、下。究之无论上消、中消、下消,约皆渴而多饮多尿,其尿有甜味。是以《圣济总录》论消渴谓:渴而饮水多,小便中有脂,似麸而甘。至谓其证起于中焦,是诚有理,因中焦膵病而累及于脾也。盖膵为脾之副脏,在中医书中,名为"散膏",即扁鹊《难经》所谓脾有"散膏"半斤也膵尾衔接于脾门,其全体之动脉又自脾脉分支而来,故与脾有密切之关系。有时膵脏发酵,多酿甜味,由水道下陷,其人小便遂含有糖质。迨至膵病累及于脾,致脾气不能散精达肺《内经》谓脾气散精上达于肺则津液少,不能通调水道《内经》谓通调水道下归膀胱则小便无节,是以渴而多饮多溲也。尝阅申报有胡适之者,因病消渴,延中医治疗,服药竟愈者。所用方中,以黄芪为主药,为其能助脾气上升,还其散精达肺之旧也。《金匮》有肾气丸,善治消渴。其方以干地黄即生地黄为主,取其能助肾中之真阴,上潮以润肺,又能协同山萸肉以封固肾关也。又向因治消渴,曾拟有玉液汤,方中以生怀山药为主，屡试有效。近阅医报且有单服山药以治消渴而愈者。以其能补脾固肾，以止小便频数，而所含之蛋白质，又能滋补膵脏，使其散膏充足，且又色白入肺，能润肺生水，即以止渴也。又俗传治消渴方，单服生猪胰子可愈。盖猪胰子即猪之膵，是人之胰病，而可补以物之胰也。此亦犹鸡内金，诸家本草皆谓其能治消渴之理也。鸡内金与猪胰子，同为化食之物也。愚因集诸药，合为一方，以治消渴，屡次见效。因敢笔之于书，以公诸医界。（《医学衷中参西录·治消渴方·滋膵饮》）

今特即管窥所见及者，为世讲粗陈习医门径，其大纲约有三则。

一在明药性。《神农本草经》为讲药性之祖，胜于后世本草远矣。然亦间有不可靠之时，或药性古今有变更；或地道生殖有优劣；或因古人书皆口授，次第相传，至笔之于书时，其中不无差误。故欲审定药性，须一一自家亲尝；或临证时检对证之药但以一味投之，以观其效力。拙著《衷中参西录》中，恒单用生石膏数两，退寒温大热；单用山萸肉数两，治气虚汗脱；单用生山药数两，治阴虚灼热；曾单用萎仁数两，治外感结胸；曾单用赭石数两，治呕吐兼结证上下不通，若此者非行险也，皆几经尝试，确知其药之能力性质，而后敢放胆用之，百用不至一失也。至于猛烈有毒之药，虽不敢轻施于人，亦必自少少尝试，渐渐加多，以确定其药性何如，乃知书之所谓猛烈者，未必皆猛烈；所谓有毒者，未必皆有毒，故《衷中参西录》中所用生硫黄、生水蛭诸药，而皆另有发明也。

[医案]

案1　曾治一室女得此证（指消渴。编者注），用八味丸（指金匮肾气丸。编者注）变作汤剂，按后世法，地黄用熟地、桂用肉桂，丸中用几两者改用几钱，惟茯苓、泽泻各用一钱，两剂而愈。（《医

学衷中参西录·治消渴方·玉液汤》)

案2 尝治一少年,咽喉常常发干,饮水连连,不能解渴。诊其脉微弱迟濡。投以四君子汤,加干姜、桂枝尖,一剂而渴止矣。又有湿热郁于中焦作渴者,苍柏二妙散、丹溪越鞠丸,皆可酌用。(《医学衷中参西录·治消渴方·玉液汤》)

案3 后又治一少妇得此证(指消渴。编者注),投以原方(指金匮肾气丸。编者注)不效,改遵古法,地黄用干地黄即今生地,桂用桂枝,分量一如前方,四剂而愈。此中有宜古宜今之不同者,因其证之凉热,与其资禀之虚实不同耳。(《医学衷中参西录·治消渴方·玉液汤》)

案4 黄象三,天津北仓中学肄业生,年二十岁,得神经错乱病。

病因:在校中本属翘楚,而考时不列前茅,因心中忿郁,久之遂致神经错乱。证候:心中满闷发热不思饮食,有时下焦有气上冲,并觉胃脘之气亦随之上冲,遂致精神昏瞀,言语支离,移时觉气消顺,或吐痰数口,精神遂复旧。其左脉弦而硬,右脉弦而长,两尺皆重按不实,一息五至。诊断:此乃肝火屡动,牵引冲气、胃气相并上冲,更挟痰涎上冲,以滞塞于喉间,并冲激其脑部,是以其神经错乱而精神言语皆失其常也。其左脉弦硬者,肝血虚而火炽盛也;右脉弦长者,冲气挟胃气上冲之现象也。方书论脉有直上直下,冲脉昭昭之语,所谓直上直下者,即脉弦且长之形状也;其两尺不实者,下焦之气化不固也,因下焦有虚脱之象,是以冲气易挟胃气上冲也。此当治以降胃、敛冲、镇肝之剂,更兼用凉润滋阴之品,以养肝血,清肝热,庶能治愈。处方:生赭石轧细一两,灵磁石轧细五钱,生怀山药八钱,生龙骨捣碎八钱,生杭芍六钱,玄参五钱,柏子仁五钱,云苓片三钱,清半夏三钱,石菖蒲三钱,生远志二钱,镜面砂_{研细}三分。药共十二味,将前十一味煎汤一大盅,送服朱砂细末。

复诊:将药连服四剂,满闷发热皆大见愈,能进饮食,有时气复上冲而不复上干神经至于错乱,左右之脉皆较前平和,而尺部仍然欠实,拟兼用培补下元之品以除病根。处方:生赭石_{轧细}一两,熟怀地黄八钱,生怀山药八钱,大甘枸杞六钱,净萸肉五钱,生杭芍四钱、玄参四钱,云苓片二钱。共煎汤一大盅,温服。效果:将药连服六剂,诸病皆愈,脉亦复常。

或问:地黄之性黏腻生痰,胃脘胀满,有痰者多不敢用,今重用之何以能诸病皆愈?答曰:用药如用兵,此医界之恒言也。如宋八字军最弱,刘锜将之即为劲卒,遂能大败金人奏顺昌之捷,以斯知兵无强弱,在用之者何如耳。至用药亦何独不然,忆曾治一李姓媪,胃口满闷有痰,其脉上盛下虚,投以肾气丸作汤服,为加生赭石八钱,服后觉药有推荡之力,须臾胸次豁然,肾气丸非重用地黄者乎?然如此用药非前无师承而能有然也。《金匮》云:短气有微饮,当从小便去之,苓桂术甘汤主之,肾气丸亦主之。夫饮即痰也,气短亦近于满闷,而仲师竟谓可治以肾气丸,愚为于《金匮》曾熟读深思,故临证偶有会心耳。(《医学衷中参西录·痫痉癫狂门·神经错乱》)